肿瘤补充疗法

——食疗与药膳疗法

主　编　吴万垠　杨小兵

副主编　方　芳　龙顺钦　蔡姣芝

编　委（按姓氏笔画排序）

方　芳　甘紫胭　龙顺钦　朱雪敏
汤鹏飞　李龙妹　杨小兵　杨丽娜
肖舒静　吴万垠　周宇姝　赵越洋
谢伶俐　蔡姣芝　黎金华

人民卫生出版社

·北　京·

图书在版编目（CIP）数据

肿瘤补充疗法：食疗与药膳疗法 / 吴万垠，杨小兵主编．—北京：人民卫生出版社，2022.7（2024.3 重印）
ISBN 978-7-117-33345-0

Ⅰ. ①肿… Ⅱ. ①吴…②杨… Ⅲ. ①肿瘤 —食物疗法 Ⅳ. ①R273.059

中国版本图书馆 CIP 数据核字（2022）第 130858 号

肿瘤补充疗法——食疗与药膳疗法
Zhongliu Buchong Liaofa——Shiliao yu Yaoshan Liaofa

主　　编：吴万垠　杨小兵
出版发行：人民卫生出版社（中继线 010-59780011）
地　　址：北京市朝阳区潘家园南里 19 号
邮　　编：100021
E - mail：pmph @ pmph.com
购书热线：010-59787592　010-59787584　010-65264830
印　　刷：中煤（北京）印务有限公司
经　　销：新华书店
开　　本：710 × 1000　1/16　印张：14　插页：4
字　　数：182 千字
版　　次：2022 年 7 月第 1 版
印　　次：2024 年 3 月第 2 次印刷
标准书号：ISBN 978-7-117-33345-0
定　　价：55.00 元
打击盗版举报电话：010-59787491　E-mail：WQ @ pmph.com
质量问题联系电话：010-59787234　E-mail：zhiliang @ pmph.com
数字融合服务电话：4001118166　E-mail：zengzhi @ pmph.com

主编简介

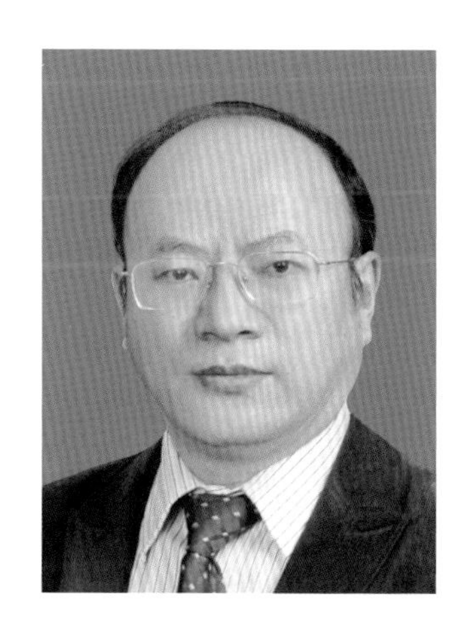

吴万垠，主任医师、教授、博士研究生导师，广东省中医院（广州中医药大学第二临床医学院）肿瘤大科主任、学科带头人，广东省名中医、澳门科技大学特聘指导教授。

广东省“千百十工程”省级培养对象。2001/2002 年度日本兵库县立成人病中心研修员。2003 年广东省抗击非典先进个人三等功，广州市抗击非典先进个人。2006—2008 年获广州中医药大学科技进步奖二等奖 3 项；2008 年获新南方优秀教师奖；2012 年获评广东省科教文卫“医德标兵”。主持国家自然科学基金以及卫生部、民政部、省市等各基金科研课题 20 余项；参与主持国家“九五”“十五”“十一五”科技攻关课题研究。

中华中医药学会肿瘤分会副主任委员，中国中西医结合学会肿瘤专业委员会常务委员，世界中医药学会联合会肿瘤专业委员会常务理事，中国中药协会肿瘤药物研究专业委员会副主任委员，世界中医药学会联合会肿瘤经方治疗研究专业委员会副会长，世界中医药学会联合会肿瘤外治法专业委员会副会长，中国医疗保健国际交流促进会中医肿瘤防治分会副主任委员，中国抗癌协会整合肿瘤学分会常务委员，中国老年学和老年医学学会老年肿瘤分会中西医结合专家指导委员会副主任委员，广东省中医药学会肿瘤治疗与康复专业委员会主任委员，广东省中医药学会常务委员，广东省医学会肿瘤学分会委员，广东省抗癌协会理事、化疗专业委员会常务委员，广东省中医药学会肿瘤专业委员会副主任委员，广东省中西医结合学会肿瘤专业委员会副主任委员，广东省抗癌协会传统医学专业委员会副主任委员，广州抗癌协会第七届理事会副秘书长。

国家自然科学基金、河北省自然科学基金、天津市自然科学基金、广东省自然科学基金等评审专家。《中国中西医结合杂志》中文和英文版，以及《药品评价》《广东医学》《中国肺癌杂志》《中国肿瘤》等杂志特约评审专家及编委等。主编及参编肿瘤专著、教材等 10 余部，于国内外发表医学论文 150 余篇。

擅长：各种恶性肿瘤的中西医结合综合治疗，特别是运用中医药对肿瘤手术后的预防复发以及配合放化疗增效减毒、改善生活质量。主攻病种包括肺癌、肝癌、胃肠癌、乳腺癌、鼻咽癌、食管癌等。

主编简介

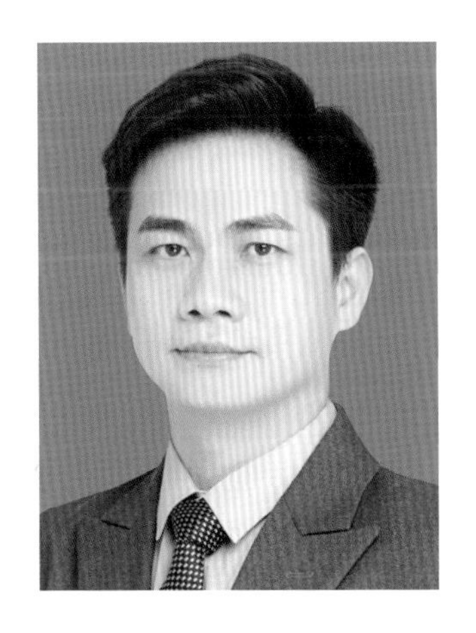

杨小兵，医学博士，副主任医师，硕士研究生导师。广东省杰出青年医学人才（第一批）。

中国抗癌协会整合肿瘤学分会第一届青年委员会委员，中国呼吸肿瘤协作组南区（泛大湾区呼吸肿瘤联盟）委员，世界中医药学会联合会真实世界研究专业委员会第一届理事会常务理事，世界中医药学会联合会癌症姑息治疗研究专业委员会理事，世界中医药学会联合会中医外治操作安全研究专业委员会理事，广东省抗癌协会癌症康复与姑息治疗专业委员会青年委员会常务委员，广东省中医药学会肿瘤精准与整合治疗专业委员会常务委员，广东省中医药学会肿瘤治疗与康复专业委员会委员，广东省中医药学会肿瘤专业委员会委员，广东省中西医结合学会肿瘤姑息治疗专业委员会委员，广东省医师协会肿瘤多学科诊疗模式工作委员会早诊早治协作组组员。

主持国家自然科学基金、广东省自然科学基金、广东省建设中医药强省科研课题及吴阶平医学基金会临床科研专项资助基金各1项。参与国家自然科学基金、卫生部、民政部、省自然科学基金、国际合作项目加拿大 Terry Fox 癌症研究基金、国家“十一五”科技攻关等多项研究课题。目前为 SCI 收录杂志 *Complementary*

Therapies in Medicine、*Trial*、*World Journal of Surgical Oncology*、*Alternative Therapies in Health and Medicine* 及 *Integrative Cancer Therapies* 等审稿专家。主编及参编肿瘤专著、教材等 7 部，于国内外发表医学论文近 30 篇。

擅长：健脾理气治疗肝脏恶性肿瘤，扶正祛邪治疗肺及其他恶性肿瘤，运用中医药配合放化疗以增效减毒、预防肿瘤术后的复发和转移。主攻病种包括肺癌、肝癌、肠癌、乳腺癌、胃癌、鼻咽癌等。

前　言

恶性肿瘤是人类死亡的主要原因之一。西医治疗恶性肿瘤的主要方法是手术、放疗、化疗、微创治疗、分子靶向治疗及免疫治疗等,每种治疗方法都有其优势和不足,仍存在许多解决不了的问题。国外学者开始提出用主流医学以外的方法来替代或补充治疗恶性肿瘤,因此产生了补充替代医学。补充替代医学包含许多内容,饮食、营养疗法也是其重要组成部分。虽然国外的补充替代医学并未将中医食疗纳入其中,但国外的替代补充医学也包括了草药、维生素疗法、禁食疗法及素食等。

此书中,我们将用于肿瘤治疗中的食疗与药膳作为补充替代医学的一部分,进行阐述。在概述中,首先对食膳起源、中医原理、常用的食膳材料等进行介绍,重点介绍了常用的抗癌食物。在各论中,根据不同病种、不同治疗阶段及治疗手段,列举了部分药膳。在各论章节,针对不同的治疗手段出现的并发症或机体损害,进行辨证施治,采用相应的药膳。如手术后机体可能出现气血亏虚,化疗后易出现胃失和降,放疗后易导致气阴两虚,根据各种疗法并发症的临床特点,从而采用不同的治法,拟定相关药膳。书中药膳来自名老中医药专家经验或文献报道,大部分来自临床实践。本书编者包括名老中医药专家、药膳专家、临床医师及护理人员等。多样化的编写团队也丰富了药膳的内容。

部分疾病的治疗提倡“三分治,七分养”,对于晚期肿瘤患者,强烈的西医治疗不一定能带来获益,反而可能损害机体免疫功能,降低患者生活质量。食疗与药膳可通过药物及食物的调养,改善患者体质,减轻西医治疗的毒副反应,提高患者生活质量,从而延长生存期。书中的药膳材料大部分为常见的药材,价格实惠,以期为患者提供简便、经济的食疗方法,促进患者康复。

由于学术水平有限,不足之处在所难免,且不同地域的人,体质各异,不同患者接受各种治疗的毒副反应也不尽一致,本书所载药膳不一定适用于所有患者,请患者或家属在医师指导下辨证施膳。

吴万垠　杨小兵

2022 年 4 月

目　录

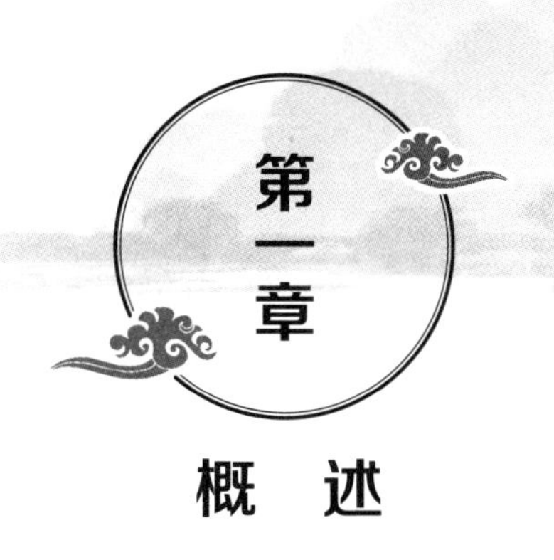

第一章 概述

恶性肿瘤已成为人类死亡的主要原因，其发病率和病死率已位居各种疾病的首位。西医治疗恶性肿瘤的主要方法是手术、放射治疗（简称放疗）、化学治疗（简称化疗）、介入治疗及分子靶向治疗，虽然每种治疗方法都有各自的优势，但均不能适用于所有患者，所以近年肿瘤临床上都倡导多学科综合治疗（MDT）。尽管多学科综合治疗在各种肿瘤的治疗中已取得了显著成效，但仍然存在许多解决不了的问题。此种背景下，越来越多的国外学者开始注意并提出用主流医学以外的方法来替代或补充治疗恶性肿瘤，总体归结为补充替代医学（complementary and alternative medicine，CAM）。10 余年前，在美国国家癌症研究所（NCI）就设有专门的 CAM 办公室，一直运行至今，工作范围越来越大。

食疗与药膳是中国传统医学和饮食文化共同孕育的一枝奇葩，既可作为餐桌上的美味佳肴，又是防病治病的有效措施，故历来受到人们的青睐。药膳是在中医学、烹饪学和营养学理论指导下，严格按药膳配方，将中药与某些具有药用价值的食物相配伍，采用我国独特的饮食烹调技术和现代科学方法制作而成的具有一定色、香、味、形的美味食品。简而言之，药膳即药材与食材相配伍而做成的美食。“食疗”顾名思义，即食物疗法或饮食疗法。根据各人不同的体质或不同的病情，选取具有一定保健作用或治疗作用的食物，通过合理的烹调加工，便成为具有一定的色、香、味、形的美味食品。食疗既是美味佳肴，又具有养生保健、防病治病、益寿延年的作用。食疗与药膳在我国历史悠久，源远流长，直到近代众多的食疗、药膳专著的出现，目前已形成具有传统特色的较为完整的药膳学科。在中医理论指导下的药膳配制，根据不同的病证，辨证选用不同的药物、食物及药食兼用之品，做到因时、因地、因人制宜，可使所得美味佳肴具有较高的防癌、治癌效果。这是抗癌药膳不同于一般菜肴和食疗的又一特色。近年来，随着人们生活水平的提高、人口的老龄化、疾病模式的改变以及受到“回归大自然”思想的影响，药膳这种药食结合、养疗一体的传统医疗保健方法越来越引起人们的关注，从而大大促进了中国药膳学的发展。

本书中，我们将肿瘤治疗中的食疗与药膳作为补充替代医学的一部分，系统地进行论述。在总论中，对食疗与药膳的起源、概念及应用情况进行介绍。在各论中，针对临床上常见的恶性肿瘤，在西医治疗过程中，提出系统的、简明扼要的食膳配方，目的在于将食疗与药膳作为补充治疗而最终提高总体疗效。

一、食膳起源

（一）食疗与药膳的起源

在中医学数千年发展历程中，积累、总结了丰富的食疗经验，并为后世药膳的发展奠定了一定的基础。

在先秦时期，食疗已具雏形。《周礼·天官冢宰》中记载了疾医主张用“五味、五谷、五药养其病”；疡医则主张“以酸养骨，以辛养筋，以咸养脉，以苦养气，以甘养肉，以滑养窍”等，这些主张也成了后世的食疗原则。《素问·脏气法时论》提出“五谷为养，五果为助，五畜为益，五菜为充”的论点。《素问·痹论》也指出“饮食自倍，肠胃乃伤”。

秦汉时期，药膳有了进一步发展。汉代张仲景治病除了用药，还采用了大量的饮食调养方法来配合，如当归生姜羊肉汤等。《金匮要略》说：“所食之味，有与病相宜，有与身相害，若得宜则益体，害则成疾。”《金匮要略》还收集了许多食疗方。后世更是不断推出大量深有影响的食疗著作，如《汉书·艺文志》中载有《神农黄帝食禁》七卷。

晋唐时期为药膳食疗学的形成阶段。这一时期,药膳理论有了长足发展,出现了一些专门著述。晋代葛洪的《肘后备急方》、北魏崔浩的《食经》、南齐刘休的《食方》等著述对药膳理论的发展起到了承前启后的作用。唐代有孙思邈的《备急千金要方》食治专篇、孟诜的《食疗本草》。

宋元时期为食疗药膳学全面发展时期。宋代官方修订的《太平圣惠方》专设"食治门",且药膳以粥、羹、饼、茶等剂型出现。元代的统治者也重视医药理论,提倡蒙、汉医的进一步结合和吸收外域医学的成果。饮膳太医忽思慧编著的《饮膳正要》为我国最早的营养学专著,首次从营养学的观点出发,强调了正常人应加强饮食、营养的摄取,用以预防疾病,并详细记载了饮食卫生、服用药食的禁忌及食物中毒的表现。

另外,还有明代高濂的《遵生八笺》,清代章穆的《调疾饮食辩》等著作。

中国药膳从远古至现今,源远流长;自宫廷到民间,广为传播。有学者统计,自汉初到明末,有关药膳的著作达 300 多部。而今,有关食疗药膳的著作更是色彩纷呈,应用更是空前广泛,以至于出现了一些专门的药膳餐馆。在人们的生活中,药膳也得到了广泛应用,并在国外也享有盛誉,备受青睐。药膳是中国传统饮食和传统医学的重要内容。源远流长的中医食疗理论和方法,为开展各种疾病(包括肿瘤)的补充和替代治疗提供了理论基础和实践经验。

(二) 食疗与药膳的关系

医药同源,"食疗"和"药膳"的概念常被人们混淆。"食疗"和"药膳"是两个不同的概念,既有区别,又有联系。"食疗"是研究养生保健、防病治病、延年益寿的一门学科,研究食物与疾病治疗之间的关系。"药膳"是食物和药物与疾病治疗的关系,是一种含有药物成分的膳食,使药物(部分甚至是苦口的)变成美味佳肴。

“药膳”是在传统“食疗”的基础上,进一步将食物与药物相结合,运用传统的饮食烹调技术和现代加工方法,制成的色、香、味、形俱佳的膳食,使之具有养生防病、治疗康复和益寿延年的功效。“药膳”包括药菜、药粥、药酒、药茶等。食疗使用食品进行调理,而药膳则是将通常归入“药”范围的食物或药物变成可口的食品。比如“当归生姜羊肉汤”,既是药,但又是美味佳肴。现代药膳是在古代食疗基础之上发展、创新而来的,但又不同于古代食疗。古代食疗是“以食言疗”,是宫廷或达官贵人的个人行为;现代药膳是药材和食材的结合,是在改革开放后人民生活水平大大改善的基础上,从以治病为主转变为以防病、保健强身为主,治病为辅的大众化食品。随着时代发展,现代药膳已成为在中医学、烹饪学、营养学理论指导下将药材与精选食材相结合,经过药膳师烹饪加工而成的,具有防病治病、保健强身作用和一定色、香、味、形的美味食品。古代的食疗是在中医理论指导下,借助“药食同源”的食物来调养身体、治疗疾病的,应用的对象是患者;而随着时代的发展,现代药膳更强调对健康、亚健康人群的防病和保健强身,治疗疾病成为其次要功能。同样,现代作为商品销售的药膳更强调色、香、味、形,追求“良药可口”,而作为食疗使用则不注重烹饪技能的使用。“药膳”是在食疗学的基础上发展起来的,可以说是“药疗”加“食疗”,因此有“药膳食疗学”之称。为了叙述方便,在以后的章节中,我们时常将两者合在一起,简称“食膳”。

(三) 食疗与药膳的作用

饮食治疗在我国有着几千年的悠久历史。食疗与药疗,相互依存与补充,共同发展,在人们生活中起着重要作用。素有“医食同源”的说法,从神农尝百草,到《备急千金要方》的“夫为医者,当须先洞晓病源,知其所犯,以食治之,食疗不愈,然后命药”之说。其作用主要体现在以下几方面:

1. **增强体质,预防疾病** 《黄帝内经》曰:“正气存内,邪不可干。”中医发病学很重视人体正气,认为内脏功能正常,正气旺盛,气血充盈，卫外固密，病邪难以侵入，疾病无从发生；正气不足是疾病发生的内在根据。只有在人体正气相对虚弱、卫外不固、抗邪无力的情况下，邪气方能乘虚而入，使人体阴阳失调，脏腑经络功能紊乱，发生疾病。《黄帝内经》曰："邪之所凑，其气必虚。"食疗可以借助药物及食物的特性增强人体的体质。辨证用膳、辨病用膳、辨体质用膳，量气血阴阳之不足以补之。通过食疗，可在一定程度上预防疾病的发生。如流行病学研究表明，肥胖人群中阳虚和痰湿体质比例偏高，易患2型糖尿病及高血压；瘦削人群中阴虚或阴虚火旺者偏多，易患肺结核、胃下垂等。因此，如果利用食物、药物等手段，改善或弥补体质上的这些缺陷，对于预防易感疾病的发生可能具有重要意义。例如，阳气亏虚之人，使用药膳要以益气温阳、健脾补肾为治疗原则，适用的药膳有杜仲黄芪瘦肉汤、杜仲核桃猪腰汤、巴戟牛膝炖瘦肉等。体瘦之人，多有阴虚，血亏津少，往往虚热内生，适用的药膳宜滋阴清热，如百合玉竹地黄汤、麦冬沙参粥、桑椹枸杞酒。

2. **治疗疾病，既病防变** 中医认为，疾病与健康是相对而言的。人体脏腑、经络的生理活动正常，气血阴阳协调平衡，即所谓"阴平阳秘"。当在某种致病因素作用下，人体脏腑、经络等生理活动异常，气血阴阳平衡协调关系受到破坏，导致"阴阳失调"，出现了各种临床症状，便发生了疾病。药膳是由药物与食物组成的，其中药物具有一定偏性，能纠正机体阴阳偏胜偏衰的病理趋向，使之在最大程度上恢复到正常状态。此外，在疾病发生后，药膳作为重要的辅助疗法，可以防治疾病传变，具有其他疗法不可替代的预防作用。例如，外感温热最易引起高热，而病势进一步发展又可耗伤胃阴、肺阴甚至肾阴，因此，在疾病高热期，在正确使用中西医解热药物的同时，根据叶天士"务在先安未受邪之地"的预防性治疗思想，令其服用二参粥、沙参玉竹粥以生津养阴，即可控制疾病的发展和传变，防止热邪对肺阴、肾阴的损伤。

3. **促进康复，防止复发** 药膳可采用药食的偏性纠正机体的阴阳偏盛，在发病后期可促进疾病的康复；在疾病康复后，药膳通过药食调理体质的偏颇，也可起到防止疾病复发的作用。在发病期以及整个疾病发展过程中，采取一定的预防性措施，如能辅以药膳，常能获得较好的效果，可防止或减少后遗症的发生，或将后遗症减轻至最低限度。如妇人产后多虚寒，往往后遗恶露不净、腹中冷痛等，若服用“当归生姜羊肉汤”等加以调养，即能防止或减轻此类病证的发生。近年来，随着疾病谱的改变，慢性病的比例不断增加，疾病的复发率也越来越高。如肿瘤、心绞痛、脑卒中等都是复发率较高的疾病。在疾病稳定期，药膳如丹参粥、首乌大枣汤、桑椹茶等可在一定程度上有利于肿瘤康复，或防止心脑血管疾病的再发生。

4. 延年益寿，美容抗衰 中医认为，五脏虚弱，特别是肾气虚，免疫功能降低，是导致衰老的主要原因。针对这些情况，年老体虚人群适宜食用补五脏、扶肾气、提高免疫功能的药膳保健食品。如茯苓粥、归芪鸡、人参枸杞酒、冬虫夏草炖全龟、山药面等，都是老年人可以经常食用的美味佳肴和补品，既可扶正固本，又能延年益寿。食物对机体具有选择性治疗或保健作用，谓之“归经”。有学者认为，红色果蔬多入心经，可增进食欲、光洁皮肤，如番茄(西红柿)、胡萝卜等；白色果蔬多入肺经，可益气补中、增白皮肤，如莲藕、白木耳等；青色果蔬多入肝经，可清热泻火、白嫩肌肤，如菠菜、猕猴桃等；黄色果蔬多入脾经，可健脾益气、延缓衰老，如黄豆、香蕉；黑色食物多入肾经，可补肾乌发、美容养颜，如黑芝麻、黑豆等。平时注意饮食均衡，合理调整饮食结构，根据机体的生理需求、谷肉果蔬的四气五味，科学有序地安排食膳，可以延缓衰老，使人身体强劲，容颜靓丽。

(四) 展望

随着人民生活水平的日益提高，药膳疗法已成为群众医疗保健康复的重要手段和普遍需要，但仍存在许多不足之处。药膳学成为一门独立学科，在我国仍属方兴未艾，更有许多人还不知何为药膳。药膳方剂很多,但对症配膳还需要一定的营养学常识和中医药知识;传统宫廷御苑之药膳与民间单方药膳,无论在组成结构或经济价值、烹调制作上都存在很大差别;另外,各地风俗习性、饮食习惯、南北风味不同,对药膳的流行、选择亦有影响。历代有关药膳的学术思想、实践经验已很丰富,在历代医家的医案、医籍、养生学专著中,蕴藏着大量的药膳内容,有待进一步挖掘、整理、研究,使其中有实用价值的内容能够应用于实践中,造福人类。药膳理论和实践的系统化、规范化还有待进一步完善,以期能成为中医药理论体系中相对独立的分支学科和形成较系统的科学体系。

在肿瘤防治方面,饮食营养合理,选用食物得当,重视饮食保健,可以在一定程度上预防或辅助治疗恶性肿瘤。利用天然食物或药物进行防癌抗癌的食疗或药膳,在癌症防治中有一定作用。在恶性肿瘤的补充与替代治疗方面,食膳是其中重要的组成部分,特别是在肿瘤的补充治疗方面,合理、适当地使用它,对于恶性肿瘤的预防与治疗效果的提高有非常重要的意义。本书将系统论述中医理论指导下的食膳对恶性肿瘤治疗的补充作用。

二、食膳与中医原理

中医学理论体系形成于中国古代,受到中国古代的唯物论和辩证法思想的深刻影响。对于事物的观察分析方法,多以"取类比象"的整体性观察方法,通过对现象的分析,以探求其内在机制。古代学者对食疗的论述也受中医学理论影响。下面简要介绍中医学的主要特点。

(一) 食膳与中医整体观

中医学非常重视人体本身的统一性、完整性及其与自然界的相互关系,认为人体是一个有机整体,构成人体的各个组成部分之间在结构上不可分割,在功能上相互协调、互为补充,在病理上则相互影响。人体与自然界也是密不可分的,自然界的变化随时影响着人体,人类在能动地适应自然和改造自然的过程中维持着正常的生命活动。这种机体自身整体性和内环境统一性的思想即整体观念。《黄帝内经》曰:“人与天地相参也,与日月相应也。”这种人与自然相统一的特点被中国古代学者称为“天人合一”。春温、夏热、长夏湿、秋燥、冬寒表示一年中气候变化的一般规律。生物在这种气候变化的影响下,就会有春生、夏长、长夏化、秋收、冬藏等相应的适应性变化。人体也与之相适应,春夏阳气发泄,气血容易趋向于体表,表现为皮肤松弛、腠理开、汗多;而秋冬阳气收藏,气血容易趋向于里,表现为皮肤致密、少汗多尿的变化。人体的脉象也有春弦、夏洪、秋浮、冬沉的不同。许多疾病的发生、发展和变化也与季节变化密切相关,如春季常见温病,夏季多发中暑,秋季常见燥证,冬季多有伤寒。由于地域的差异,人们的生活习惯和身体状况也有很大不同。如江南多湿热,人体腠理多疏松;北方多燥寒,人体腠理多致密。因此,每个地区也各有其特有的地方病,甚至不同地区的人的平均寿命也有很大差别。食膳也应在整体观念指导下,结合自然界的季节属性,根据不同的体质选用相应的食疗方法。

(二)食膳与中医辨证论治

辨证论治是中医认识疾病和治疗疾病的基本原则,是中医学对疾病的一种特殊的研究和处理方法。证,是机体在疾病发展过程中的某一阶段的病理概括。由于它包括了病变的部位、原因、性质,以及邪正关系,反映出疾病发展过程中某一阶段的病理变化的本质,因而它比症状更全面、更深刻、更正确地揭示了疾病的本质。“辨证”就是把四诊(望诊、闻诊、问诊、切诊)所收集的资料、症状和体征,通过分析、综合,辨清疾病的病因、性质、部位,以及邪正之间的关系,概括、判断为某种性质的证。论治,又称“施治”,即根据辨证的结果,确定相应的治疗方法。辨证是决定治疗的前提和依据,论治是治疗疾病的手段和方法。

中医临床认识和治疗疾病,既辨病又辨证,但主要不是着眼于“病”的异同,而是将重点放在“证”的区别上,通过辨证进一步认识疾病。例如,肺癌是一种疾病,临床可见咳嗽、咳痰等症状,但由于引发疾病的原因和机体反应性有所不同，又表现为气虚痰湿型、阴虚内热型、气阴两虚型、气滞血瘀型及热毒炽盛型等不同的证型。只有辨清了肺癌属于何种证型，才能正确选择不同的食膳原则。中医认为，同一疾病在不同的发展阶段可以出现不同的证型，而不同的疾病在其发展过程中又可能出现同样的证型，因此在治疗疾病时就可以分别采取“同病异治”或“异病同治”的原则。“同病异治”即对同一疾病不同阶段出现的不同证型，采用不同的治法。例如，肝癌在早期为气滞血瘀，治法为疏肝理气、活血化瘀；晚期主要为肝肾阴虚，治法主要为滋阴补肾、柔肝养肝。“异病同治”是指不同的疾病在发展过程中出现性质相同的证型，因而可以采用同样的治疗方法。比如，胃癌及肠癌患者，如果出现少气懒言、面色苍白或萎黄、自汗乏力、失眠，舌淡而嫩，脉细弱等气血两虚表现，均可采用益气补血之八珍汤。这种针对疾病发展过程中不同性质的矛盾用不同的方法去解决的原则，正是辨证论治实质的体现。

（三）食膳与中医阴阳理论

阴阳是中医对自然界万物属性的一种高度概括。世界上的一切事物都由阴阳两个方面组成，人体也不例外。人体也可分为阴阳两个方面，如属阳的体表与属阴的体内，属阴的五脏与属阳的六腑，以及属性为阴的精与属性为阳的气等。人体赖以生存的饮食可以分阴阳两大类。食物为阳，饮品为阴。食物所具有的五味酸苦甘（淡）辛咸，也可以分为阴阳两个方面，如辛、甘、淡为阳，酸、苦、咸为阴。食物中谷、肉具有汁少、偏干等特性，因此属阳；果蔬具有汁多、偏湿等特性，因此属阴。如外感发热性疾病属阳，容易伤害人体阴液，因此，食疗要选择性质属阴的果蔬类食物予以制约；内伤虚寒性疾病，说明人体阳气已经受损，因此，应该选择性质属阳的谷类、肉类食物予以补助。

（四）食膳与中医药性味归经

性味，又称四气五味，是对药物性能功效的高度概括。食物与药物一样，具有性味和药理功能，同样可以疗虚，治疗人体疾病。如宋代医家陈直所言："其水陆之物为饮食者，不啻千品，其五色、五味、冷热、补泻之性，亦皆禀于阴阳五行，与药无殊。大体用药之法，以冷治热，以热治冷，实则泻之，虚则补之，此用药之大要也。人若能知其食性，调而用之，则倍胜于药也。"四气又称四性，即寒、热、温、凉4种不同的性质。寒性与凉性的食物，具有清热、解毒、滋阴、凉血、泻火、生津、润燥等作用，适合治疗热证；温性与热性的食物，具有温经、散寒、活血、通络、助阳、补虚等功能，适合治疗寒证。五味是指酸、苦、甘、辛、咸5种不同的味道。辛味食物具有发散、行气、活血的功能；酸味食物具有收敛的功能；甘味食物具有滋补、缓和的功能；苦味食物性燥，具有泻下、燥湿、坚固的功能；咸味食物可用于润下、软坚。

中医理论认为，五味对五脏、五气具有亲和力、选择性、治病作用及致病作用等。亲和力指的是五味进入人体之后，首先与其所亲和的五脏和五体结合，并对其产生作用，如"五味入胃，各归所喜，故酸先入肝，苦先入心，甘先入脾，辛先入肺，咸先入肾，久而增气，物化之常也"（《素问·至真要大论》）。选择性是指五味特意的选择性，如"心欲苦，肺欲辛，肝欲酸，脾欲甘，肾欲咸"（《素问·五脏生成》），"脾欲缓，急食甘以缓之，用苦泻之，甘补之"（《素问·脏气法时论》），就是说心对苦具有特意的选择性，肺对辛具有特意的选择性，依此类推。治病作用是指在生理情况下，五味可补益调养五脏；在病理情况下，可治疗五脏的各种疾病，如治疗脏腑虚损性疾病，可选用五脏所宜的食物。

（五）古代食膳特点

古代食膳特点与中医理论密切相关，总体特点仍是整体观念和辨证论治。目前，不同学者在研究古代食疗特点时提出不同观点。有学者认为，古代饮食疗法的特点是整体观念与辨证论治，重视脾胃，重视药疗与食疗相结合。食疗的特点为强调预防，注重辨证，强调性味，注意食忌和三因制宜。食疗的基本原则是整体观念，辨证施食，五味调和，饮食有节。食疗文化的理论体系包括“阴阳五行理论”“天人合一”“食补重于药治”“饮食须适中”“注重血气津液的补养”“协调五脏功能”“素食胜于荤肴”等7个方面。食疗文化的特点是“经久不衰，不断发展”“理论体系完善”“研究范围广泛，分类明细”和“实践的灵活性”。总而言之，仍以整体观念为基础，辨证、辨病配膳，因时、因人、因地而异。

三、辨证施食

食疗是在中医理法方药理论指导下，以药物或食物性味理论为依据，以辨证论治为法则，选用适合食者体质的食物或食药调配成食疗配方，然后选用合适的烹调方法加工烹制成药膳，并在药膳理论指导下饮用食用的一种防病治病、养生保健方法；其配膳仍遵循中医辨证论治理论，应做到辨证论食。“谨察阴阳所在而调之，以平为期”（《素问·至真要大论》），“形不足者，温之以气；精不足者，补之以味”（《素问·阴阳应象大论》）。

（一）辨清八纲属性，食以调之

八纲包括虚实、寒热、表里及阴阳。食疗时亦应辨清八纲属性，辨证调之。总原则如下：调整阴阳；实则泻之，虚则补之；寒者热之，热者寒之；表者散之，里者和之。

1. 实则泻之，虚则补之 用《黄帝内经》的话概括：“肝欲散，急食辛以散之，用辛补之，酸泻之……心欲耎，急食咸以耎之，用咸补之，甘泻之……脾欲缓，急食甘以缓之，用苦泻之，甘补之……肺欲收，急食酸以收之，用酸补之，辛泻之……肾欲坚，急食苦以坚之，用苦补之，咸泻之。”中医理论将人体正气不足而表现出生理功能减退、抗病能力下降等机体衰弱不足或衰退的现象称“虚证”，除了气虚、血虚、阴虚、阳虚外，还可分为脾虚、肾虚等。不同的虚证应采用不同的食补方法，如山药益气健脾、龙眼肉（桂圆）养血补心等。中医理论将外邪侵袭所造成的内部功能紊乱和亢进称“实证”，如气滞、食积、血瘀、水湿等，如用大蒜治疗痢疾、山楂治疗食积、赤小豆治疗水肿等。

2. **寒者热之,热者寒之** 《素问·阴阳应象大论》明确指出“阳胜则热,阴胜则寒”,在《素问·至真要大论》中又提出了“寒者热之,热者寒之”的治则。热证应选用寒性食物治疗,寒证应选用热性食物治疗,必要时还应选择冷饮、冷食。如热证患者可服用西瓜汁等,而寒证患者可服用姜汤等。

3. **表者散之,里者和之** 外感疾病,应采取辛散、酸收、甘缓等方法。《素问·至真要大论》云:“诸气在泉,风淫于内,治以辛凉,佐以苦,以甘缓之,以辛散之。”五脏内伤疾病可用和、缓的治法。如《素问·脏气法时论》提出:“肝欲散,急食辛以散之,用辛补之,酸泻之……心欲耎,急食咸以耎之,用咸补之,甘泻之……脾欲缓,急食甘以缓之,用苦泻之,甘补之……肺欲收,急食酸以收之,用酸补之,辛泻之……肾欲坚,急食苦以坚之,用苦补之,咸泻之。”

(二)三因制宜,食以应之

食疗应根据因人、因地、因时制宜的原则。同一个人由于所处地理环境的不同,生理时期的变化,时间季节的转换和疾病状况的变化,所采用的食疗方法也应相应改变;反之,不同的人由于所处的地理环境、生理时期、时间季节和疾病状况完全相同,所采用的食疗方法也应完全相同。

“因人制宜”指的是根据患者年龄、性别、体质、生活习惯等个体差异,而制订治疗的方案。①年龄:不同年龄具有不同的生理和病理特点。②性别:男女性别不同,各有其生理和病理特点。妇女有经、带、胎、产等情况,治疗时必须加以考虑。③体质:一般人的身体素质多有强弱与寒热之偏,对偏于阳盛或阴虚之体,慎用辛温燥热之品;偏于阳虚或阴盛之体,慎用寒凉伤阳之品。

“因时制宜”指的是根据季节气候的特点制订适宜的治疗方法。如四季气候不同,各季节的常见病、多发病的临床表现也各有其特点。如感冒,因夏季雨水较多,故多兼湿邪,临床表现有肢体沉重、苔厚而腻,治疗须兼以化湿;秋季燥气盛,故多兼燥邪,临床表现有鼻干咽燥、干咳少痰、苔薄少津,治疗须兼以润燥。不同季节的进补原则为"春夏养阳,秋冬养阴"。

"因地制宜"指的是按照地域环境的不同,而制订适宜的治疗方法。不同地区的自然环境,如气候、水土以及生活习惯,对人体的生理活动和病理变化有着不同的影响,治疗用药也有所差异,如气候寒冷、干燥少雨的高原地区,外邪致病多为寒邪、燥邪所致,治疗宜用辛散滋润之品。炎热多雨、地势低洼、气候潮湿的地区,外邪致病多为湿邪、热邪所致,治疗宜用清热化湿之品。

因人施膳:人体是一个有机整体,受自然界气候、环境变化的影响,过度劳累、精神刺激、生活饮食不节等使机体失衡,产生各种疾病。不同年龄层次的人选用药膳不同。如小儿药膳要高营养,以补后天之本;青年人药膳以五畜为益,选助阳、生津之品;中年人宜补气补血,调理脏腑功能,选用补肾、健脾、疏肝理气之品;老年人以五谷为养,选清淡、熟软、易消化吸收、健脾开胃、补肾填精、活血通脉、通便及益寿的药粥、药汤等药膳。

因地施膳:居住在不同地域的人群,由于地理环境的不同、寒热温凉的差异,人的体质也不尽相同,食治的方法也因此有别。"天不足西北,左寒而右凉;地不满东南,右热而左温。"居住在西北高寒地带的人,体质强壮,可以采用大寒大热的食物治疗,如人参、鹿茸、芥末等;居住在东南温热地带的人,体质偏弱,宜采用微温微热的食物滋补,如沙参、麦冬、百合、莲子等。

因时施膳:一年中存在春温、夏热、暑湿、秋凉而燥、冬寒的特点,所以要根据不同的季节选用不同的药膳。如春宜升补,充分调动人体阳气,使气血调和;夏宜清补,以调节人体阴阳气血;长夏宜淡补,利湿健脾,达到气血生化有源;秋宜平补,应行阴阳平衡的滋补;冬宜温补,以温热大补调节脏腑气血,使机体适应自然界变化。

(三)脾胃为本,食以护之

在五行中,脾属土。土位居中央,四方兼顾,能生化万物。脾与胃,一阴一阳,互为表里,共同参与饮食的消化吸收。《素问·灵兰秘典论》云:“脾胃者,仓廪之官,五味出焉。”将脾胃的受纳运化功能比作仓廪,可以摄入食物,并输出精微营养物质以供全身之用。人以水谷为本,胃主受纳水谷,脾主运化精微营养物质,可见脾胃在人体中占有极为重要的地位。中医认为,脾为后天之本,气血生化之源,五脏六腑、四肢百骸皆有赖于脾胃所化生的气血精微的滋养才能发挥正常的生理功能。人出生后,所有的生命活动都有赖于后天脾胃摄入的营养物质。先天不足的,可以通过后天调养补足,同样可以延年益寿;先天非常好,如不重视后天脾胃的调养,久之就会多病减寿。脾胃具有消化、腐熟和吸收的功能,通过“纳化”“升降”“燥湿”等生理过程,不断将进入人体的水谷消化吸收,将水谷精微化生为气血津液,源源不断地输布全身各处,以营养五脏六腑、四肢百骸,从而保证肺主呼吸、肝主疏泄、肾主藏精、心主血的功能能够正常而有序地进行。如果脾胃功能失常,不能有效地化生水谷精微,其他四脏将会因为失于濡养,而丧失部分或全部生理功能。食疗是通过调理脏腑功能,而达恢复人体正常的阴阳平衡状态。因此,脾胃功能正常与否,直接影响食疗的成败。脾胃居中焦属土,万物皆由土地而生养,因此,厚土方能载物,土盛其他五脏才能获其所养。脾胃除了要将营养输送给五脏六腑之外,还要将食物中的五味输送至五脏,以调节五脏功能。食疗过程中,必须注意脾胃的保护。食疗养生过程的成败与否,全赖脾胃功能的正常与否。

四、常用的食膳材料

食膳材料有广义、狭义之分。广义的食膳材料,指日常饮食所用的食物,如五谷杂粮,或小杂粮、水果及其干果类、各类蔬菜类,都可用作食疗和药膳的选料。此外,动物类的禽兽、家畜或水产海味,皆在选料的范围。狭义的药膳原料,指的是中草药类的药食,主要是中草药中既能当药材又能作为食材的药食并用之品,如怀山药等。下文按常见的食物材料及药膳材料进行介绍。

(一) 常见的食物材料

1. **鸡** 鸡肉味甘，性温，具有补虚作用。鸡血味咸，性平；现代研究发现，鸡血中含铁量较高，且以血红素铁的形式存在，容易被人体吸收利用，具有补血作用。鸡内金味甘，性平，能治疗泄泻、小便频繁；鸡蛋味甘，性平，是人类最好的营养来源之一，含有大量维生素和矿物质，以及有高生物价值的蛋白质。对人而言，鸡蛋的蛋白质品质最佳，仅次于母乳。

鸡肉味道鲜美且有营养。鸡的营养物质大部分为蛋白质和脂肪，对于体质虚弱、病后或产后，用鸡肉或鸡汤作补品食用更为适宜，尤以乌骨鸡为佳。目前，有很多肿瘤患者或家属认为鸡肉属于中医所说的“发物”，不能吃。据笔者研究及临床观察，食用鸡肉或鸡蛋是安全的，目前并没有证据能证实吃鸡肉会导致肿瘤进展。目前，某些不法商贩在鸡饲料中添加激素，导致鸡肉中激素过多残留，而食用激素含量高的鸡肉对人体健康有影响，也可能导致与激素分泌过多有关的肿瘤进展，如食用雌激素含量高的鸡肉会导致乳腺肿瘤进展等。笔者建议，有可能的话，最好食用自然养殖的鸡(其他家禽也如此)。鸡肉常与党参、当归、黄芪、黄精等搭配，用于术后或化疗后气血亏虚者。

2. **鸭** 鸭肉性寒，味甘、咸，归脾、胃、肺、肾经。功能大补虚劳，滋五脏之阴，清虚劳之热，补血行水，养胃生津。治身体虚弱、病后体虚、营养不良性水肿。

鸭肉中的脂肪酸熔点低，易消化；所含B族维生素和维生素E较其他肉类多，能有效抵抗脚气病、神经炎和多种炎症，还能抗衰老。鸭肉中含有较为丰富的烟酸，它是构成人体内两种重要辅酶的成分之一，对心肌梗死等心脏疾病患者有保护作用。鸭肉性寒，常与怀山药、大枣、枸杞及杜仲等健脾补肾类中药搭配，用于脾肾亏虚者。

3. **鹅** 鹅肉性平，味甘，归脾、肺经，具有益气补虚等作用。适合身体虚弱，气血不足，营养不良之人食用。还有补虚益气、暖胃生津之功，乏力、气短、食欲不振者适宜食用。

鹅肉含蛋白质、脂肪、维生素、烟酸及糖。其中，蛋白质的含量很高，同时富含人体必需的多种氨基酸，以及多种维生素、微量元素。鹅肉营养丰富，脂肪含量低，不饱和脂肪酸含量高，对人体健康十分有利。

《本草纲目》云："鹅，气味俱厚，发风发疮，莫此为甚，火熏者尤毒。"《本草求原》记载："苍鹅血，治噎膈反胃。"鹅肉有补益作用，湿热内蕴、皮肤疮毒、瘙痒者不宜食用。民间有人认为，鹅是发物，癌症患者不应食用，其实没有科学依据，患者可根据自己的口味酌情食用。鹅肉性平，可与黄芪、党参、山药、大枣、沙参、玉竹等合用，适合脾虚或阴虚者食用。

4. **鸽子** 鸽肉性平，味咸，有益气补肾、清热解毒之功。鸽肉营养价值较高，适合老年人、体虚病弱者、手术患者、孕妇及儿童食用。

鸽肉为高蛋白、低脂肪食品，所含蛋白质中有许多人体必需氨基酸，且消化吸收率高。鸽肉的脂肪含量低于其他肉类，是人类理想的食品，具有滋补益气、祛风解毒的功能，对病后体弱、头晕神疲患者有很好的补益治疗作用。鸽子汤有恢复体力、愈合伤口的功用。民间也有人认为，食用鸽肉后会导致肿瘤复发或进展，这种说法没有科学依据。鸽肉常与龙眼肉、枸杞、党参、当归、大枣等同用。

5. **鱼** 鱼类富含蛋白质(约 15%~24%)，且含有丰富的维生素 A、维生素 D 及微量元素，营养价值非常高。鱼肉是很好的蛋白质来源，而且这些蛋白质吸收率很高，约 87%~98% 都会被人体吸收。鱼类的脂肪含量比畜肉少很多，而且含有很特别的 ω-3 系列脂肪酸。

鱼肉中的蛋白质含量丰富，适合各种患者食用。民间认为，癌症患者不能吃无鳞鱼(如鳗鱼)，但目前没有科学依据证明无鳞鱼会导致肿瘤进展。民间流传的无鳞鱼不能吃的观点，主要是因为其容易诱发过敏。大多数无鳞鱼在死亡后与空气接触产生组胺酸,这种物质容易让人过敏。如果鱼肉烧焦了,高分子蛋白质就会裂变成低分子氨基酸,并可形成致突变化学物质苯并芘。咸鱼与鼻咽癌的发生有一定关系,这一点早已被科学证实。研究表明,幼儿吃咸鱼比成年人吃咸鱼更具有致癌性。咸鱼之所以会引起鼻咽癌,是因为鱼在腌制过程中部分蛋白质会分解出胺。各类鱼均适合肿瘤患者食用,患者可根据自己的口味选择合适的种类,但不建议过多食用腌制、烧焦或不新鲜的鱼。由于海水环境生长的鱼被捕捞后很容易死亡而变得不新鲜,也不主张食用。

6. **海鲜** 海鲜的种类繁多,如虾、蟹、海带、海藻、牡蛎、海参等。海鲜不但味道鲜美,而且含有大量的蛋白质和矿物质。适量食用海鲜能弥补在癌症治疗中身体的过分消耗,提高机体的免疫功能和抗病能力。民间认为,海鲜是发物。中医的发物指的是特别容易诱发某些疾病(尤其是旧病宿疾)或加重已发疾病的食物。在通常情况下,发物也是食物,适量食用对大多数人不会产生副作用或引起不适,只是对某些特殊体质以及与其相关的某些疾病才会诱使发病。目前,没有科学依据证实食用海鲜会引起肿瘤复发或进展,但在临床上我们建议少食虾、蟹、带鱼类等腥味重的海鲜,因为在临床中有患者反映食用虾蟹后体表淋巴结肿大明显。

癌症患者也可少量食用海鲜,食用时要煮熟;腌制类海鲜最好不要吃,因为含亚硝酸盐类物质;不要吃隔夜的海鲜。食用虾类等水生甲壳类动物,不能同时服用含大量维生素 C 的食物,如橙子等。因为虾类含有对人体无害的砷化合物,但在维生素 C 作用下,能够转化为有毒的砷化合物。

7. **猪肉** 猪肉味甘咸,性平,入脾、胃、肾经,具有补肾养血、滋阴润燥之功。《本草备要》指出:“猪肉……其味隽永,食之润肠胃,生精液,丰肌体,泽皮肤,固其所也。”猪肉含有丰富的蛋白质及脂肪、糖类、钙、磷、铁等成分。猪肉是日常生活的主要副食品,具有补虚强身、滋阴润燥、丰肌泽肤的作用。凡病后体弱、产后血虚、面黄羸瘦者，皆可用作营养滋补之品。

猪肉是餐桌上重要的动物性食品之一。由于猪肉纤维较为细软，结缔组织较少，肌肉组织中含有较多肌间脂肪，因此经过烹调加工后肉味特别鲜美。猪肉是我国烹饪应用中使用最多、最广泛的肉食原料，可与任何原料组配，调制成任何味型的菜式。

8. **牛肉**　牛肉味甘，性平（水牛肉偏寒），归脾、胃经。牛肉具有补脾胃、益气血、强筋骨之功。《本草拾遗》指出："消水肿，除湿气，补虚，令人强筋骨、壮健。"牛肉含有丰富的蛋白质，氨基酸组成比猪肉更接近人体需要，能提高机体抗病能力，对生长发育及手术后、病后调养的人在补充失血和修复组织等方面特别适宜。民间有人认为，牛肉为发物，癌症患者不适合食用，这种说法没有科学根据。癌症患者能吃牛肉，但烹制方法需要注意，不可用辣椒、葱姜蒜等将其制成过于温性，否则不能供癌症患者食用。

牛肉中蛋白质含量高，而脂肪含量低，味道鲜美，适合各类人群食用。《雷公炮制药性解》说："黄牛肉……主安中益气，健脾养胃，强骨壮筋。"常与黄芪等同用以补气。

9. **羊肉**　羊肉味甘，性温，入脾、肾经，具有补体虚、祛寒冷、温补气血、益肾气、补形衰等作用；用治肾虚腰痛，阳痿精衰，形瘦怕冷，病后虚寒，产妇产后大虚或腹痛，产后出血，产后无乳或带下。依据《本草纲目》记载，羊肉能暖中补虚，补中益气，开胃健身，益肾气，养胆明目，治虚劳寒冷、五劳七伤。羊肉甘温，能补血之虚；有形之物也，能补有形肌肉之气。风味与羊肉同者，皆可补之，故曰补可去弱，人参、羊肉之属也。有人认为，癌症患者不能食用羊肉，食用后肿瘤生长迅速。目前没有证据证明食用羊肉后肿瘤进展迅速，但在临床上曾有患者反映食用羊肉后肿瘤较前增大。癌症患者体质偏虚，羊肉为温补之品，虚寒体质患者能适量食用，而阴虚燥热患者切忌食用。

10. **鸡蛋及乳制品**　鸡蛋及乳制品营养丰富，是最常用的食品之一。鸡蛋含丰富的优质蛋白，蛋氨酸含量特别丰富，同时也含有丰富的脂肪及微量元素，是人类重要的营养来源之一。乳制品含有丰富的蛋白质、脂肪、糖类及微量元素，对术后患者的康复有促进作用。鸡蛋及乳制品均适合肿瘤患者食用，可根据个人口味选择。

11. 素食材料 素食材料主要包括蔬菜及瓜果等。蔬菜及瓜果的营养物质主要包含植物蛋白、矿物质、糖类及维生素等；这些物质的含量越高，蔬菜的营养价值也越高。蔬菜中还有多种植物化学物质是公认的对人体健康有益的成分，如类胡萝卜素、二丙烯化合物、甲基硫化合物等。许多蔬菜还含有独特的微量元素，对人体具有特殊的保健功效。蔬菜中有许多维生素、微量元素以及相关的植物化学物质、酶等，都是有效抗氧化剂，所以蔬菜不仅是低糖、低盐、低脂的健康食物，还能有效减轻环境污染对人体的损害，同时对各种疾病起预防作用。水果和蔬菜的营养价值是非常相似的。水果也是多含水分的食品，供给热量不多，蛋白质更少。从水果中也能得到矿物质和维生素。蔬菜及瓜果适合各种人群食用，包括癌症患者。蔬菜及瓜果大部分性味偏凉，患者可根据自己的爱好及体质选择适合自己的蔬菜及瓜果。后文也将对常见的抗癌蔬菜及瓜果进行介绍。

12. 菱角 菱角又称“菱角儿”。菱角有青色、红色和紫色之分，皮脆肉美，算是佳果，亦可作为粮食。一般蒸煮后食之，或晒干后剁成细粒，熬粥食之。菱角含有丰富的淀粉、蛋白质、葡萄糖、不饱和脂肪酸、多种维生素如维生素 B_1、维生素 B_2、维生素 C、胡萝卜素，以及钙、磷、铁等元素。古人认为，多吃菱角可以补五脏，除百病，且可轻身。所谓轻身，就是有减肥健美作用，因为菱角不含使人发胖的脂肪。

功效：利尿通乳，止消渴，解酒毒。

主治：疮毒，赘疣。近年来，民间用于治疗食管癌、胃癌。现代药理研究证实，菱角具有一定的抗癌作用，可用于防治食管癌、胃癌、子宫癌等。方法：用生菱角肉 20 个，加适量水，用文火熬成浓褐色汤服用,1 日 3 次;或用菱角肉 100g,加薏苡仁 30g,煮成粥食用亦可。菱角虽然药用价值很大,但食用时要注意不宜过量,不宜同猪肉同煮食用,否则易引起腹痛。

（二）常见的药膳材料

1. **人参** 人参有红参、生晒参或白参之分。人参被人们称为“百草之王”,是闻名遐迩的“东北三宝”(人参、貂皮、鹿茸)之一,是驰名中外、老幼皆知的名贵药材。人参味甘、微苦,性微温,归脾、肺、心经。

功效:大补元气,补脾益肺,生津止渴,安神益智。

主治:人参成分复杂,具有较高的药用及食用价值。用于治疗劳伤虚损、食少、倦怠、反胃吐食、大便滑泻、虚咳喘促、自汗暴脱、惊悸、健忘、眩晕头痛、阳痿、尿频、消渴、妇女崩漏、小儿慢惊及久虚不复,一切气血津液不足之证。我们在临床主要用于化疗患者。人参可促进造血功能,对骨髓的造血功能有保护和刺激作用,能使正常和贫血动物的红细胞数、白细胞数和血红蛋白量增加。人参也有一定的抗肿瘤作用。

2. **西洋参** 西洋参又称广东人参、花旗参。西洋参皂苷是西洋参中最主要的有效成分之一,也是生理活性最显著的物质之一。

功效:补脾益肺,益气生津。

主治:常用于气虚阴亏,内热,咳喘痰血,虚热烦倦,消渴,口燥咽干。西洋参有保护心血管系统、抗疲劳、抗氧化、抗应激、抑制血小板聚集、降低血液凝固性的作用,另外,对糖尿病患者还有调节血糖的作用。西洋参补气养阴,久病、妇女分娩、劳累过度所引起的身体虚弱、元气损伤、营养不足,以及各种出血、贫血、头晕头痛、神经衰弱、精神不振、腰酸背痛、自汗盗汗等虚弱性病证,服用西洋参后,均有助于恢复健康。

3. **党参** 现代研究证实,党参含多种糖类、酚类、甾醇、挥发油、黄芩素葡萄糖苷、皂苷及微量生物碱,具有增强免疫力、扩张血管、降压、改善微循环、增强造血功能等作用。性平,味甘、微酸,归脾、肺经。

功效：补中益气，健脾益肺。

主治：常用于脾肺虚弱，气短心悸，食少便溏，虚喘咳嗽，内热消渴。本品为临床常用的补气药，功能补脾益肺，效近人参而较弱，适用于各种气虚不足者，常与黄芪、白术、山药等配伍应用；如血虚萎黄及慢性出血疾患引起的气血两亏的病证，配补血药如熟地黄、当归等。此外，对化疗、放疗引起的白细胞计数下降有提升作用。但气滞、肝火盛者禁用；邪盛而正不虚者不宜用。

4. **太子参** 太子参又名孩儿参、童参，目前已被列入《可用于保健食品的物品名单》(卫法监发[2002]51号)。太子参味甘、微苦，性平，归脾、肺经，体润性和，补气生津。

功效：补益脾肺，益气生津。

主治：常用于肺虚咳嗽，脾虚食少，心悸，怔忡，水肿，消渴，精神疲乏。对于脾气虚弱、胃阴不足的食少倦怠者，能益脾气、养胃阴，常配山药、石斛等。但其补益脾气之力不及党参。补气生津，可用于气虚津伤的肺虚燥咳及心悸不眠、虚热汗多。治气虚肺燥咳嗽，常与北沙参、麦冬等配伍；治气阴两虚的心悸不眠、多汗，配酸枣仁、五味子等。但其补气益阴生津之力，均弱于西洋参。

5. **北芪** 北芪，即东北黄芪，又名膜荚黄芪。北芪的根为补虚药，始载于《神农本草经》，列为上品。李时珍在《本草纲目》中谓其“为补药之长”，可见北芪作补益药历史悠久。

功效：补气升阳，益卫固表，托毒生肌，利水退肿。

主治：脾肺气虚所致的食少便溏、气短乏力等；中气下陷所致的久泻脱肛、子宫脱垂、脏器下垂(胃下垂等)等；气虚不能摄血所致的便血、崩漏等；卫气不固所致的表虚自汗；气血不足所致的痈疽不溃或溃久不敛；气虚失运所致的浮肿尿少；气虚血滞所致的肢体麻木、关节痹痛、半身不遂等；气虚津亏所致的消渴等。

6. **大枣** 大枣又名红枣、干枣、枣子，起源于中国，在中国已有4 000多年的种植历史，自古以来就被列为“五果”(桃、李、梅、杏、枣)之一。大枣富含蛋白质、脂肪、糖类、胡萝卜素、B族维生素、维生素C、维生素P,以及钙、磷、铁和环磷酸腺苷等营养成分。其中,维生素C的含量在果品中名列前茅。

功效:补中益气,养血安神。

主治:大枣所含环磷酸腺苷,是人体细胞能量代谢的必需成分,能够增强肌力、消除疲劳、扩张血管、增强心肌收缩力、改善心肌营养,对防治心血管系统疾病有良好作用。中医药理论认为,大枣具有补虚益气、养血安神、健脾和胃等作用,是脾胃虚弱、气血不足、倦怠无力、失眠多梦等患者良好的保健营养品。大枣主要用于化疗后患者或气血两虚患者。因为肿瘤患者大部分合并轻中度贫血,故大部分患者均可食用大枣(合并糖尿病者除外)。

7. **桂圆** 桂圆亦称龙眼肉。现代药理研究证实,龙眼肉含葡萄糖、蔗糖、蛋白质、脂肪、维生素B、维生素C、磷、钙、铁、酒石酸、腺嘌呤、胆碱等成分。这些营养素对人体来说,都是十分必需的。特别对于劳心之人,耗伤心脾气血,更为有效。

功效:开胃,养血益脾,补心安神,补虚长智。

主治:桂圆含有多种营养物质,有补血安神、健脑益智、补养心脾的功效。研究发现,桂圆对子宫癌细胞的抑制率超过90%。妇女围绝经期是妇科肿瘤好发的阶段,适当吃些桂圆有利于健康。桂圆有补益作用,对病后需要调养及体质虚弱的人有辅助疗效。适合体质虚弱的老年人、记忆力低下者、头晕失眠者、妇女食用;有上火发炎症状时不宜食用,怀孕后不宜过多食用。

8. **怀山药** 怀山药又名怀山,是山药的成品名。科学分析显示,怀山药的最大特点是含有大量黏蛋白。黏蛋白是一种多糖蛋白质的混合物,对人体具有特殊的保健作用,能防止脂肪沉积在心血管上,保持血管弹性,防止动脉粥样硬化过早发生;可减少皮下脂肪,因此有减肥作用;能防止结缔组织萎缩,故能预防类风湿关节炎、硬皮病等胶原病的发生。许多滋补方剂,如六味地黄丸、杞菊地黄丸、归脾汤、参苓白术散等中药方中,都含有怀山药。

功效：益气养阴，补脾肺肾，固精止带。

主治：用于脾虚食少，久泻不止，肺虚喘咳，肾虚遗精，带下，尿频，虚热消渴。中国医书认为怀山药“主伤中，补虚羸，除寒热邪气，补中益气力，长肌肉，久服耳目聪明”。许多古典医籍都对怀山药作了很高的评价。在民间，怀山药是公认的滋补佳品。它含有蛋白质、糖类、维生素、脂肪、胆碱、淀粉酶、黏液汁等成分，还含有碘、钙、铁、磷等人体不可缺少的无机盐和微量元素，而磷的含量比红薯多1倍、比土豆多2倍。临床上，对于化疗后脾胃亏虚的患者，常用其煲瘦肉汤服用。

9. **芡实** 芡实含淀粉、蛋白质、脂肪等。芡实干品每100g含水分11g、蛋白质11.8g、脂肪0.2g、碳水化合物75.4g、钙21mg、磷264mg、铁9.6mg，还含有少量维生素。

功效：补中益气，固肾涩精，补脾止泻。

主治：芡实被誉为“水中人参”，有健脾养胃、益肾固精的作用，为滋养强壮食物，与莲子有些相似，但芡实的收敛固精作用比莲子强，适用于慢性泄泻和小便频数、梦遗滑精、妇女带多腰酸等。遗精滑精、虚弱小儿遗尿、老年人小便频数、慢性泄泻(包括慢性肠结核、五更泄泻等)者，可用盐汤送下。芡实虽然含有很多营养成分，如糖类、脂肪、蛋白质、粗纤维、钙、磷、铁等，但其性固涩收敛，大便硬者不宜食用。临床上常与怀山药一起，用于化疗后脾胃亏虚的患者，常用其煲瘦肉汤服用。

10. **薏苡仁** 薏苡仁又名苡米、苡仁、薏米、起实、薏珠子、回回米、米仁、六谷子，是常用中药，又是普遍、常吃的食物。冬天用薏苡仁炖猪脚、排骨和鸡，是一种滋补食品。夏天用薏苡仁煮粥或作冷饮冰薏苡仁，又是很好的消暑健身的清补剂。薏苡仁的种仁和根又能入药治病。李时珍在《本草纲目》中记载：“薏苡仁……健脾益胃，补肺清热，去风胜湿。炊饭食，治冷气。煎饮，利小便热淋。”近年来，大量的科学研究和临床实践证明，薏苡仁还是一种抗癌药物。

功效：利水消肿，健脾祛湿，舒筋除痹，清热排脓。

主治：薏苡仁能抗肿瘤，尤以脾虚湿盛的消化道肿瘤及痰热夹湿的肺癌更为适宜，具有增强免疫力和抗炎作用。薏苡仁油对细胞免疫、体液免疫有促进作用。薏苡仁有扩张血管和降血糖的作用，尤其对高血压、高血糖有特殊功效。薏苡仁可抑制骨骼肌收缩，能减少肌肉挛缩，缩短其疲劳曲线；能抑制横纹肌收缩。薏苡仁可镇静、镇痛及解热，对风湿痹痛患者有良效。薏苡仁还可降血钙、延缓衰老。常用于治疗水肿、脚气、小便淋沥、湿温、泄泻、带下、风湿痹痛、筋脉拘挛、肺痈、肠痈、扁平疣。

11. **鹿茸** 鹿茸是一种贵重中药，用作滋补强壮剂，对虚弱、神经衰弱等有疗效。鹿茸的保健作用非常强，是良好的全身强壮药。鹿茸含有比人参更丰富的氨基酸、卵磷脂、维生素和微量元素等。经研究，从鹿茸的脂溶性成分中分离出雌二醇、胆固醇、维生素 A、雌酮、卵磷脂、脑磷脂、糖脂、神经磷脂等，并富含 16 种氨基酸。

功效：补精髓，助肾阳，强筋健骨。

主治：肾虚所致头晕、耳聋、目暗、阳痿、遗精、腰膝痿弱、虚寒带下，以及久病虚损等。鹿茸性温而不燥，具有振奋和提高机体功能之功，对全身虚弱、久病之后的患者，有较好的保健作用。鹿茸可以提高机体的细胞免疫和体液免疫功能，促进淋巴细胞转化，具有免疫促进作用。它能增加机体对外界的防御能力，调节体内免疫平衡而避免疾病发生和促进创伤愈合、病体康复，从而起到强壮身体、抵抗衰老的作用。主要用于化疗后骨髓抑制者。

12. **冬虫夏草** 冬虫夏草味甘，性平，是滋补药。

功效：补气安神，止咳平喘。

主治：冬虫夏草常用肉类炖食，有补虚健体之效，适用于肺气虚和肺肾两虚、肺结核等所致的咯血或痰中带血、咳嗽、气短、盗汗等，对肾虚阳痿、腰膝酸痛等亦有良好疗效，也是老年体弱者的滋补佳品。虽然冬虫夏草有极高的药用价值，但价格昂贵，临床上有其他中药可替代其部分功效。

13. 灵芝 灵芝主要含麦角甾醇(0.3%~0.4%)、真菌溶菌酶及酸性蛋白酶、L-甘露醇等;在水溶性提取液中含有水溶性蛋白质,天门冬氨酸、谷氨酸、精氨酸、赖氨酸、亮氨酸、丙氨酸、色氨酸、苏氨酸、脯氨酸、蛋氨酸、苯丙氨酸、丝氨酸等多种氨基酸,多肽及多糖类。尚含树脂、内酯、香豆精等。

功效:补气安神,止咳平喘。

主治:虚劳、咳嗽、气喘、失眠、消化不良,以及恶性肿瘤等。动物药理研究表明,灵芝对神经系统有抑制作用,对循环系统有降压和加强心脏收缩力的作用,对呼吸系统有祛痰作用;此外,还有保肝、提高免疫功能、抗菌等作用。

14. 当归 当归又叫秦归、云归、西当归、岷当归。当归的水溶性成分中,含有阿魏酸、丁二酸、烟酸、尿嘧啶、腺嘌呤等,以及氨基酸、维生素 B_2、维生素 E、β 谷固醇、亚油酸等,并含锰、镍、铜、锌等微量元素。此外,尚含多糖、蔗糖、挥发油等。挥发油中含藁本内酯、正丁烯基酞内酯、当归酮、香荆芥酚等 40 余种成分。

功效:补血活血,调经止痛,润肠通便。

主治:用于血虚,面色萎黄,眩晕心悸,或兼有瘀滞的月经不调、经闭、痛经;虚寒性腹痛、冠心病心绞痛、风湿痹痛、跌打损伤等;肠燥便秘;久咳气喘。现代研究认为,当归具有抗缺氧、调节机体免疫功能、抗癌、护肤美容及补血活血等作用,常用于术后血虚者,或化疗后骨髓抑制者。

15. 枸杞 枸杞含甜菜碱、氨基酸、胡萝卜素、维生素 B_1、维生素 B_2、维生素 C、钙、磷、铁等成分。它在祖国传统医学中具有重要地位,药用价值备受历代医家推崇。它是传统名贵中药材和营养滋补品。

功效:补肾益精,养肝明目,补血安神,生津止渴,润肺止咳。

主治:肝肾阴亏,腰膝酸软,头晕目眩,目昏多泪,虚劳咳嗽,消渴,遗精。枸杞能够有效抑制癌细胞的生成,可用于癌症的防治。枸杞既是食品又是药品。枸杞作为药品,应用相当广泛。现代研究证明,枸杞有免疫调节、抗氧化、抗衰老、抗肿瘤、抗疲劳、降血脂、降血糖、降血压、补肾保肝、明目、养颜、健脑、排毒、保护生殖系统、抗辐射损伤等作用。

16. **莲子** 莲子性味甘平,具有补脾止泻、益肾固精、养心安神等功效。莲子除含有大量淀粉外,还含有β谷固醇、生物碱,以及丰富的钙、磷、铁等矿物质和维生素。

功效:清心醒脾,安神明目,补中养神,健脾补胃,止泻固精,益肾止带,滋补元气。

主治:五脏不足,伤中气绝。用于脾胃虚弱,食欲减退,或泻痢不能食;脾虚腹泻或小便淋浊,妇女带下;肾虚遗精,尿频;心失所养,虚烦不眠等。莲子心苦寒,无毒,入心、肾经,清心火,交通心肾,治热渴心烦、吐血、心热淋浊、失眠等,便溏者慎用之。

17. **赤小豆** 赤小豆又名赤豆、红饭豆、饭豆、蛋白豆、赤山豆。赤小豆是生活中不可缺少的高营养、多功能杂粮,为豆科植物赤小豆或赤豆干燥成熟的种子,秋季果实成熟而未开裂时收获。

功效:利水除湿,和血排脓,消肿解毒。

主治:用于水肿胀满、脚气浮肿、黄疸尿赤、风湿热痹、痈肿疮毒、肠痈腹痛。赤小豆含有较多的皂角苷,可刺激肠道,因此有良好的利尿作用,对心脏病和肾病、水肿有益。赤小豆含有较多的膳食纤维,具有良好的润肠通便、降血压、降血脂、调节血糖、解毒抗癌作用。赤小豆是富含叶酸的食物,产妇、乳母多吃红小豆有催乳的功效。临床常用赤小豆煲鲫鱼汤,用于肝癌腹水患者。

18. **扁豆** 扁豆别名南扁豆,嫩荚是普通蔬菜,种子可入药。味甘,性微温。

功效:健脾和中,消暑化湿。

主治:暑湿吐泻,脾虚呕逆,食少久泻,水停消渴,赤白带下,小儿疳积。扁豆味甘入脾胃经,是一味补脾而不滋腻、除湿而不燥烈的健脾化湿良药。用于脾虚有湿所致的体倦乏力,食少便溏泄泻,与人参、白术同用,可加强健脾化湿之力。用于夏伤暑湿,脾胃不和所致的呕吐、泄泻，常与香薷、厚朴等祛暑化湿药同用，以增强疗效。

19. **海藻** 海藻是海产藻类的统称，通常固着于海底或某种固体结构上，是基础细胞构成的单株或一长串的简单植物。海藻中含有增强免疫力及抗癌活性的物质，属特殊多糖类、蛋白质、脂质、色素及低分子物质。在传统中药中，几种褐藻经烹煮之后可用来预防及治疗癌症。

功效：软坚消痰，利水退肿。

主治：瘰疬、瘿瘤、积聚、水肿、脚气、睾丸肿痛、疝等。一般人群均适合食用，尤其适合缺碘者食用。适宜淋巴结肿大、甲状腺肿大、高血压、高血脂、动脉硬化、癌症等患者食用；脾胃虚寒者忌食用。①抗病毒，防癌抗癌：海藻提取液蛋白多糖类可对抗各种病毒，其中包括人类免疫缺陷病毒（艾滋病病毒）和致癌的RNA病毒；②预防白血病：藻胶酸可与放射性元素锶结合成不溶物排出体外，使锶不致在体内引起白血病等；③降血压：藻胶酸钠如大剂量也能使动物血压短暂下降（中等量则使血压短暂上升）；④抗甲状腺功能亢进（甲亢）：海藻中所含的碘，可用于纠正因铁碘而引起的甲状腺功能不足，同时也可暂时抑制甲亢的新陈代谢率而减轻症状，但不能持久，仅作为手术前的准备。

五、肿瘤患者饮食宜忌

饮食在肿瘤的发生发展过程中起重要作用。与饮食关系最为密切的肿瘤是消化道肿瘤，如胃癌、食管癌、肝癌、结肠癌、直肠癌，其次为乳腺癌。在发达国家，大约30%的癌症与饮食因素有关。因饮食控制不当导致的肥胖增加了食管癌、结直肠癌、乳腺癌、子宫内膜癌和肾癌的危险；乙醇可导致口腔癌、咽癌、喉癌、食管癌、乳腺癌和肝癌发病率增加。

（一）饮食与癌症

1956年，有学者首先从腌制食物中发现了N-亚硝基化合物。

1962年,有学者从花生饼中发现了黄曲霉素。1976年,有学者从烤沙丁鱼中又分离和鉴定了IQ和MeIQ等杂环胺化合物。后来学者们发现,膳食结构和某些特殊饮食习惯对癌症的发生发展有一定的关联。高脂肪、高蛋白、高能量膳食结构可能引起某些癌症的高发,而高纤维膳食结构对某些癌症有预防作用。喜食腌制、发酵、熏烤食品以及大量饮酒,可导致某些癌症的高发;而多吃水果和蔬菜,则对某些癌症有预防作用。

1. **饮酒与癌症** 研究表明,过度饮酒也可以增加某些恶性肿瘤的发病机会,尤其是口腔、咽、喉、食管的肿瘤。此外,饮酒过度还可以造成肝硬化,从而增加患肝癌的机会。动物实验证明,酒仅仅是弱致癌物,它主要增强其他致癌物的致癌作用。饮酒过度促使某些癌发病的机制,目前还不清楚。酒中除了含有乙醇之外,其他成分也有致癌作用。

2. **高脂肪饮食与癌症** 流行病学资料表明,高脂肪膳食能显著增加结直肠癌的发病率。其可能机制是,脂肪摄入增加可促进胆酸分泌至肠道,从而影响肠道微生物菌群组成,刺激次级胆酸产生并促进结直肠癌的发生。高脂肪饮食也增加乳腺癌的发病率。另外研究还提示,脂肪的摄入量可能与前列腺癌、膀胱癌、卵巢癌等有关。

3. **高胆固醇饮食与癌症** 流行病学研究发现,膳食胆固醇可增加患肺癌和膀胱癌的危险性。国外进行的病例-对照膳食调查发现,在调整总热量、饮酒量和吸烟后,膳食胆固醇可显著增加胰腺癌的危险性。但也有学者提出,低胆固醇饮食与癌症也有一定关系。

4. **熏烤及盐腌食物与癌症** 大量流行病学资料和动物实验证据表明,喜食腌制、发酵和熏烤食品与癌症的发生有密切关系,因这些食物中含有大量致突变物和致癌物。烧焦的食物,以及食品加工中的添加剂、染色剂、防腐剂,都含有潜在致癌物。河南以林县为中心地区,以及四川盐亭县,是食管癌的高发区;当地农民少吃新鲜蔬菜，而是长年累月地吃酸菜；现已查明，酸菜中含有大量亚硝胺和白地霉等致癌物，可诱发食管癌、胃癌和肝癌。

5. **食物中的黄曲霉素与肝癌** 黄曲霉素是由霉菌产生的一种化合物，这些霉菌易生长在贮存较久的花生及谷物中。动物实验显示，黄曲霉素是一种很强的致癌剂，肝癌的发病与食用含黄曲霉素污染的食物有关。亚洲及非洲的研究表明，常食用黄曲霉素污染的食物，患肝癌的机会可增高5倍以上。

6. **吸烟与癌症** 吸烟内容虽不属于饮食内容，但由于吸烟对肿瘤患者损害大（特别是肺癌患者），因此在这里也进行介绍。吸烟与肺癌的发病有直接关系。吸烟还与其他几种癌的发病有关，包括口腔、咽、喉、食管、膀胱、肾及胰腺的癌症。实验表明，烟草中含有苯丙芘、二甲基亚硝胺、镍化合物、硫化氢、氰化氢等多种致癌物质。这些化学物质既可以是致癌启动剂，又可以是致癌促进剂。因此，无论是癌症患者或健康人，均应戒烟及避免接触烟草。

（二）健康人饮食建议

目前，医学营养界建议的健康饮食准则有助于降低人们患癌的危险性。这些有助于健康的饮食准则是：

（1）不吸烟，这将减少大约30%的癌死亡率，特别是降低肺癌的发病率。

（2）减少脂肪摄入量至总热量摄入的30%以下，特别是不饱和脂肪酸不超过10%。

（3）多食用水果、蔬菜、谷物及豆类，因为这些食物不仅只含少量脂肪，同时也含有降低患癌危险性的食物成分，如纤维素、β-胡萝卜素、维生素C、维生素E、硒等多种维生素和微量元素。

（4）少食用盐腌熏烤的食物，成年人每日食盐的摄入量应限制在6g以下。

（5）少饮酒，最好不饮酒，若饮，每日不应超过25~50ml（25~50g）的酒精含量，尤其是吸烟及饮酒双嗜好者，饮酒应尽量减少。

(6)避免肥胖。肥胖的女子易患乳腺癌及子宫内膜癌,而肥胖的男子易患结肠癌及前列腺癌。因此,建议限制热量摄入,维持正常体重,增加体力活动。

(三) 肿瘤患者饮食宜忌

合理饮食对于肿瘤患者来说意义更为重要,它不仅有利于缓解癌症患者的临床症状,而且有利于癌症患者的康复。肿瘤患者饮食上应注意以下几点:

1. 饮食应营养化、多样化、均衡化 保证肿瘤患者有足够的营养补充,提高机体的抗病能力,促进患者康复。正如《黄帝内经》所云:“五谷为养,五果为助,五畜为益,五菜为充。”失之偏颇,则有害无益。肿瘤患者应食用营养丰富的食物,如新鲜的瘦肉、鸡蛋、蔬菜、水果等。食物应多样化,营养应均衡化。

2. 饮食宜忌与疾病结合 不同疾病有不同的饮食宜忌,根据不同的肿瘤制订饮食宜忌。

肺癌:宜食薏苡仁、杏仁、柑橘、梨、木耳、莲子等止咳化痰养阴之品,还要多吃些鸭肉、牛奶、猪肝、新鲜蔬菜等;忌大荤油腻食物,以及烟、酒、辛辣刺激食物等。

肝癌:宜多吃新鲜蔬菜和水果,如菠菜、佛手及富含维生素 K 的动物肝脏、绿豆等;忌食油炸、刺激性食品,忌饮酒。

肠癌:宜食无花果、黑木耳、荠菜、马齿苋、苹果等,大便不通者宜食香蕉、梨、蜂蜜、萝卜、肉蛋奶制品等;忌食辣椒、腌制熏烤肉食、花椒、咖啡及高脂肪食物,忌饮酒。

乳腺癌:宜食甲鱼、蘑菇、黑木耳、大蒜、海藻、芥菜、牛奶、鸡蛋、鱼类、豆制品等;忌大荤油腻食物、煎炸食物、动物脂肪、烟酒、烧烤及辛辣刺激食物等。

食管癌:应予细软、易消化吸收、营养丰富的食物。宜多食莴苣、鸡蛋、鱼肉、奶制品、果汁等;忌辛辣、粗糙、煎炸食品。

胃癌:宜多食藕粉、豆芽、芝麻、柑橘、瘦肉、猪肝、牛奶、豆浆等;忌食狗肉、熏制食品、刺激性食物或调料等。

肾癌：宜食蘑菇、香菇、荸荠、薏苡仁、大麦、黄豆、胡萝卜、豌豆、南瓜、鸡蛋、鱼肉、奶制品；少吃羊肉、狗肉、咸食及辛辣食品，忌烟酒。

前列腺癌：宜食橘子、番茄、胡萝卜及鸡肉等；忌食含雄激素的食物如海马、鹿茸、韭菜等。

胆囊癌：宜食荞麦、薏苡仁、豆腐、猴头菇、绿豆、油菜、百合及山药；忌食高脂肪、油炸食品，并避免暴饮暴食，忌饮酒。

3. **饮食与治疗手段结合** 根据不同的治疗方法选择不同的食物。

(1) 手术：术前宜食高蛋白、高糖及维生素含量高的食物。高蛋白、高糖的食物有肉蛋奶制品等。维生素含量高的食物主要是蔬菜水果，如胡萝卜、番茄等。高蛋白、高糖可弥补术后因进食不足引起的热能消耗，维生素含量高的食物可促进组织再生，加速伤口愈合。术后气血亏虚，脾胃不健，食纳欠佳，除给予高蛋白、高糖及高维生素类食物以补充营养外，必须注意调理脾胃以助气血生化之源。宜多食胡萝卜、菠菜、韭菜、番茄等。脾胃健运后，宜再增加有补益气血作用的食物，如大枣、桂圆等。

(2) 放疗：放疗常灼伤阴津，导致血热津伤、口干咽燥等表现，故宜多吃一些滋润清淡、甘寒生津、凉血清热的食物，如荸荠、梨、枇杷、甘蔗、鲜藕、西瓜、丝瓜、绿豆、绿茶、甲鱼等。忌烟酒，以及辛辣、香燥食物如辣椒、桂皮等。

(3) 化疗：化疗常造成消化道反应和骨髓抑制，首先要注意调理脾胃、和胃止呕，增强食欲，宜多吃一些营养丰富的食物，如番茄、柑橘、鸡蛋等。还宜增加一些能补益气血、补骨生髓的食物，如苹果、大枣、核桃、菠菜、蘑菇、甲鱼、牛奶等。忌食甜品和油腻食品，如油条、油饼等。

(4) 内分泌治疗：部分患者服用内分泌药物可出现潮热、自汗等阴虚症状，首先注意滋补肝肾，故宜多吃一些滋润养阴食物，如山药、枸杞、木耳、西瓜、梨、甘蔗、红萝卜等。

(5)分子靶向治疗:服用靶向药物时可出现皮疹、腹泻等,应滋阴疏风养血。皮疹可食用胡萝卜、荠菜、荸荠、甘蔗、西瓜、梨、白菜、黄豆、小米、玉米等;腹泻应食用山药、扁豆、蛋类、瘦肉、石榴等。

4. 患者“忌口”问题　“忌口”问题是大多数肿瘤患者就诊时经常咨询的问题。中医学认为肿瘤患者应忌口,主要是因为中医所指“发物”易导致疾病复发或进展。“发物”指的是患病服药及病后调理的饮食过程中,因饮食不当而诱发某种病症产生、激发新病、妨碍治疗、加重病情或影响机体康复的一类食物。西医学对癌症患者饮食禁忌的问题研究得很少。由于没有明确科学结论证实食用某种食物会导致肿瘤复发,因此西医学从不谈“忌口”问题。

常言道:“三分吃药七分养。”忌口问题是疾病调护中重要的一环。饮食宜忌是一个很重要却又很复杂的问题。对癌症患者来说,尤其要把忌口贯穿于疾病治疗和康复的全过程。如前文所述,癌症患者应禁忌烟酒、熏烤食物、盐腌食物及霉变食物。对于癌症患者食用鸡、鸭、鹅等家禽动物是否会引起肿瘤复发或进展,目前尚缺乏令人信服的科学证据,因此不建议对鸡、鸭、鹅等家禽动物忌口,可根据个人饮食习惯选择合适的相应新鲜肉制品。

饮食宜忌应与疾病的病性结合,针对患者疾病的寒热性质选择合适的食物。如患者出现口干、烦躁、大便干结、舌红、苔黄腻等热毒内蕴表现,应食用西瓜、绿豆等清热解毒之品,切忌过食香燥、辛辣、油腻之物。肢体浮肿者,一定要少食盐及腌制品,更不宜吃寒凉、肥腻、黏滞的食物,以防加重对脾胃的伤害。

肿瘤患者饮食应以高蛋白、高热量、高维生素的饮食为主,以弥补肿瘤的过分消耗,提高机体的免疫功能和抗病能力;同时应结合疾病本身的性质及治疗手段等因素,合理进行饮食及忌口,保证足够营养,提高人体对手术、放化疗的耐受力,改善全身状况,加强扶正祛邪作用,从而获得更好的远期疗效。

六、肿瘤患者食疗的原则

饮食治疗在我国有着几千年的悠久历史。食疗与药疗，它们相互依存与补充，共同发展，在人们生活中起着重要作用。素有"医食同源"的说法，从神农尝百草，到《备急千金要方》的"夫为医者，当须先洞晓病源，知其所犯，以食治之，食疗不愈，然后命药"之说，我们可以从文献记载中了解到人们在寻找食物过程中通过亲身尝试，了解某些食物可作为维持日常生活的必需品、含有丰富的营养物质，而某些食物有"毒"性，只能作为药物用以预防和治疗疾病。大量医学研究表明，饮食营养合理，选用食物得当，重视饮食保健，是完全可以预防、减少和对抗癌症的。利用天然食物进行防癌抗癌的食物疗法，在癌症防治中是可取的。因此，随着现代科学的发展，人们对饮食疗法也越来越重视，普遍把食疗运用于防治疾病和治疗肿瘤等多种疾病，以提供合理充足的营养，增强机体的抵抗力和免疫力，促进体质康复，收到了不可忽视的效果，也充实了我国传统医学的内容。

恶性肿瘤是一种全身性疾病，不但在局部浸润性生长，破坏正常组织器官，而且在生长过程中消耗了机体大量营养物质，因此，发现肿瘤后，在治疗的同时，更应注意饮食及营养这个问题。

（一）肿瘤患者食物的选择

1. **避免食用含有致癌物质的食物** 如含有多量亚硝酸盐的食物（如腌制品、烟熏制品、霉变的腐败不新鲜的食物），以及一些食品附加剂、农药污染的食物等。癌症患者应绝对禁忌烟、酒，少食辛燥生冷、油腻肥甘食品。对于可引起肿瘤细胞生长，导致旧病复发的食物，如虾、蟹之类，也应少食。

2. **注意食物营养** 应进食满足人体所需要的足够营养素以维持患者良好的营养状态，增强机体免疫功能以支持抗肿瘤的治疗。摄取含有丰富蛋白质、氨基酸、维生素（高饱和脂肪饮食除外）的食物，根据所患肿瘤的特点，选择适宜的营养食品，如维生素 C 与食管癌、胃癌,维生素 A 与膀胱癌,植物纤维素与大肠癌之间均有一定关系。饮食习惯如暴饮、暴食、三餐不时,或进食过烫、过快,都是不利因素。

3. **多食有可能抗癌的食物** 如绿豆、赤小豆、西瓜、冬瓜等利水之物,可以促使毒物排泄;海带、紫菜、牡蛎、竹笋、大蒜等具有软坚散结、消瘤的作用;洋白菜、甘蓝、菜花的球茎中含有芳香基烃化酶的诱导物,在小肠与肺(烃化物进入体内的主要部位)内的芳香基烃化酶与食物内的诱导物相接触能产生苯并芘,起破坏致癌物质的作用。

4. **根据病种、病期选择食物** 肿瘤患者病情复杂、症状多变,除了肿瘤本身所造成的营养障碍以外,手术、放疗及化疗等不仅能杀伤肿瘤细胞,也影响正常组织,从而造成营养障碍。因此,根据不同治疗阶段和病症的发展过程,需采用相应的措施及治疗法则。饮食作为一种辅助,可以消除或减轻因治疗所带来的不良反应,而取得较好疗效,并通过饮食营养调理纠正肿瘤本身所造成的机体免疫状态低下,从而提高治疗效果及生存质量。由于肿瘤患者所患癌的性质不同、部位不同,治疗方式和所处病程不同,以及个体之间的体质差异,因此临床所见证候的差异也极大。故而,作为肿瘤治疗中重要辅助措施的食物疗法,其选择和配伍也要因人、因时、因病而异。

5. **多吃新鲜蔬果、菇菌藻类食物** 改变单纯以精白米、面为主食的习惯,适宜调配一定比例的“粗粮”,如全麦面粉、玉米粉等。饮食中增加坚果类食物,如核桃仁、莲子、大枣、葡萄干、花生仁等。

(二) 各种疗法的食疗原则

1. **围手术期的食膳原则** 手术切除肿瘤会损伤脏腑器官组织,引起创伤出血,术后患者往往会气虚血亏、气阴不足、脾胃不振,出现头晕目眩、神疲乏力等症。因此,宜在术前进行饮食调养,可采用补气生血,或健脾益气,滋补肝肾的一类食品。术后患者由于耗气伤血,既要注意适当补充营养、热量,食用高蛋白、高维生素类食物，又要调理脾胃，振奋胃气，恢复生化之源，强化后天之本；应予大补元气、调理脾胃、益气生津的食物，可吃一些山药、大枣、桂圆、核桃、芝麻、莲子、鱼、鸡蛋、瘦肉及奶制品等。如脾胃运化功能尚可，胃纳较佳，还可选择一些具有抗肿瘤作用的食物，如荠菜、菱角、无花果等。宜将食物营养与食物治疗作用结合起来。术前的食疗原则以健脾益气生血及滋补肝肾为主；术后应以补益元气、调理脾胃及益气生津为则；总体应以健脾益气、扶助正气为则。

2. **化疗期间的食膳原则** 化疗能有效杀伤癌细胞，但其毒性较大，也会给机体带来损伤，如骨髓抑制、消化道反应、肝肾心功能障碍，特别是对机体免疫功能的不良影响。中医认为，化疗药物为外来毒邪，容易损伤脾胃及骨髓，导致脾胃功能失司，骨不生髓，脾胃运化失常，易导致湿浊中阻，胃失和降，便有食欲缺乏、恶心呕吐等不适。化疗后的胃肠道反应或骨髓抑制可以通过饮食调治，以扶助正气、去除邪毒，提高机体免疫功能。化疗期间或化疗后出现白细胞计数下降等不良反应，可补充富含蛋白质之品，如瘦肉、鱼类、动物肝脏、大枣、黑豆等。对于化疗引起食欲缺乏、消化不良、便溏等，予增加补脾健胃的食品，如薏苡仁、白扁豆、萝卜、山楂、六神曲等。化疗期间的食疗原则主要是健脾和胃消食、补肾生髓养血。

3. **放疗期间的食膳原则** 中医认为，放疗射线是一种热毒之邪，易耗气伤津。放疗期间或放疗后，由于放射线的影响，会造成机体热毒过盛、津液受损、脾胃失调，出现口干舌燥、皮肤发红、胃纳减退等热毒之邪灼伤津液的表现，因此宜多吃滋润清淡、甘寒生津的食物，如藕汁、梨汁、绿豆、西瓜、荸荠（马蹄）等，而忌香燥辛辣的茴香、桂枝、辣椒、葱蒜等。放射引起肠胃道反应（如胃纳减退、腹胀、便秘、腹泻等），予健脾理气消导之品如白扁豆、薏苡仁、山楂、大枣等；胃纳减退者，予山楂、鸡内金等；腹胀者，予陈皮、佛手等；腹泻者，予山药、白扁豆等；便秘者，予火麻仁等。放射引起骨髓抑制，脾肾亏虚、气血不足，予补脾益肾、益气养血之品，如枸杞、大枣、芝麻等。放疗期间的食疗原则主要是解毒益气养阴、健脾补肾生髓。

4. **微创治疗的食膳原则** 目前,肿瘤科常用的微创治疗主要是经导管动脉栓塞化疗(TACE)、血管灌注化疗及支架植入。TACE或血管灌注化疗后常出现发热、恶心、局部疼痛及呕吐等反应,中医认为与化疗药物等浊毒之品损伤脾胃,导致湿浊内蕴,郁而化热有关;此时应以高营养、清淡饮食为主,食疗以健脾化湿为则,可食用薏苡仁、马蹄、白扁豆、山药、冬瓜、萝卜、芡实、玉米、赤小豆、山楂、瘦肉及鱼等。支架植入术主要包括胆道支架及食管支架植入术。胆道支架植入术一般适用于胆道梗阻患者,表现为黄疸等症状,属于中医湿浊内蕴之象。胆道支架植入术后,患者可表现为寒湿内蕴或湿热内蕴,食疗应以化湿利胆为则,可食用菠菜、青笋、番茄、薏苡仁、白扁豆、山药、冬瓜、鲫鱼等。支架植入术一般用于食管癌吞咽困难者,食疗应以健脾和胃为则,尽量食用易消化食物,最好食用流质饮食,如牛奶、鱼、豆腐等。

5. **内分泌治疗的食膳原则** 内分泌治疗主要用于乳腺癌及前列腺癌。乳腺癌接受内分泌治疗后可出现面部潮热、烧灼感及口干等阴虚内热之象,食疗原则以滋补肝肾为主,可食用枸杞、何首乌、藕粉、胡萝卜、松子、桑椹、黑芝麻、葡萄和鱼等。前列腺癌去势治疗后可出现畏寒、腰膝酸软等肾阳虚或脾肾阳虚症状,食疗原则以健脾温肾为主,可食用韭菜、菠菜、山药、核桃仁、海参等。

6. **分子靶向治疗的食膳原则** 随着医学发展,目前已能针对某基因靶点进行治疗,这种疗法称靶向治疗。目前常用的靶向药物主要有小分子酪氨酸酶抑制剂及单克隆抗体。根据其作用靶点可分为单靶点药物和多靶点药物,也可根据其作用靶点分为作用于表皮生长因子受体(EGFR)家族、血管内皮生长因子(VEGF)及其受体(VEGFR)、白细胞分化抗原(LDA)及作用于多个靶点的药物。靶向药物最常见的不良反应是皮疹、腹泻、手足综合征。腹泻的中医病机是脾虚湿蕴,食疗原则是健脾化湿,可食用山药、扁豆、赤小豆、薏苡仁等。皮疹、手足综合征的中医病机与风、热(血热)、虚(肾虚)有关,食疗以滋阴凉血祛风为法,常用食物有马蹄、银耳、莲子、百合、大枣、薏苡仁、生地黄、茯苓、山药、鲜鱼、鲜茅根及枸杞等。

7. **生物治疗的食膳原则** 目前,临床常用的生物治疗方法主要是CIK或DC-CIK细胞治疗。进行生物治疗时,一般无特殊不良反应,部分患者可出现发热或流感症状;食疗目的主要是配合生物治疗提高免疫力,以扶正固本为则,可选用能提高免疫力的食物,如菠菜、甘蓝、白菜、生菜、西蓝花、大麦、红薯、蘑菇、番茄、豆类、坚果、葡萄、杏仁、鸡蛋及乳制品等。

总之,在给肿瘤患者全面补充大量营养时,应多食一些新鲜蔬菜、水果、鱼类以及香菇、蘑菇、木耳等菌类食物,增进食欲,补养气血,调整各脏腑功能,对重视和保护肿瘤患者的脾胃功能,对抑制肿瘤发展,有着一定的积极作用。

七、常用的抗癌食物

有资料显示,日常食物中也有不少具有抗癌作用,经常食用也可起一定的防癌作用,下面分别介绍。

(一) 水产品类

1. **海参** 海参性温,味甘、咸,归肺、肾、大肠经。具有补肾益精、滋阴健阳、阴阳双补功效。海参对人体的作用主要是补肾固本,也就是俗话说的培元固本。《本草从新》:“补肾益精,壮阳疗痿。”《药性考》:“降火滋肾,通肠润燥,除劳怯症。”《食物宜忌》:“补肾经,益精髓,消痰涎,摄小便,壮阳疗痿,杀疮虫。”海参除含有蛋白质、钙、钾、锌、铁、硒、锰等外,其他活性成分有海参素及由氨基己糖、己糖醛酸和岩藻糖等组成的刺参酸性黏多糖,另含18种氨基酸,且不含胆固醇。海参素又称海参毒素,是一种抗毒剂,对人体安全无毒,但能抑制肿瘤细胞的生长与转移,有一定的防癌、抗癌作用。海参是典型的高蛋白、低脂肪、低胆固醇食物。海参含有硫酸软骨素和微量元素钒,食用可起到保健作用。

海参有补肾作用,适合肾气亏虚患者;对于前列腺癌去势术后患者,可食用海参枸杞粥。

2. **甲鱼** 甲鱼一般指鳖,稍寒,味咸,具有滋阴清热、补虚养肾、补血补肝等功效。《名医别录》中称鳖肉有补中益气之功效。据《本草纲目》记载,鳖肉有滋阴补肾、清热消瘀、健脾胃等多种功效,可治虚劳盗汗,阴虚阳亢,腰酸腿痛,久病泄泻,小儿惊痫,妇女闭经、难产等。甲鱼也可降低血胆固醇,对高血压、冠心病具有一定的辅助疗效。甲鱼富含蛋白质、无机盐、维生素 A、维生素 B_1、维生素 B_2、烟酸、糖类、脂肪等多种营养成分。此外,鳖甲富含骨胶原、蛋白质、脂肪、肽类和多种酶,以及人体必需的多种微量元素。

甲鱼肉及其提取物还能提高人体免疫功能,对预防和抑制胃癌、肝癌、急性淋巴细胞白血病和防治因放疗、化疗引起的贫血、虚弱、白细胞减少等有不错的疗效,可与党参、灵芝、熟地黄及枸杞等煲汤。

3. **乌龟** 乌龟味甘,性平,具有滋阴补血、益肾健骨、强肾补心、壮阳之功效;龟甲气腥,味咸,性寒,具有滋阴降火、补肾健骨、养血补心等多种功效。人类食用龟已有悠久的历史,我国战国时代的《山海经》中就有吃龟的记载。乌龟肉、汤和蛋都是传统美食,一向被当作美味佳肴。李时珍曰:“介虫三百六十,而龟为之长。龟,盖介虫之灵长者也。”龟甲(龟板)为传统的名贵药材,富含骨胶原和蛋白质、钙、磷、脂类、肽类和多种酶。

乌龟肉营养丰富,含丰富的蛋白质、矿物质等。乌龟蛋白有一定的抗癌作用,能抑制肿瘤细胞,并可增强机体免疫功能。乌龟可与灵芝、冬虫夏草等药材一起煲汤,可提高肿瘤患者的免疫力,以及防止复发。

4. **鲍鱼** 鲍鱼味甘、咸,性平,肉质有弹性,具有滋阴补阳、止渴通淋作用。鲍鱼的营养价值极为丰富,含有 20 种氨基酸。鲜鲍鱼肉中含丰富的蛋白质、脂肪、无机盐、钙、铁、碘、锌、磷和维生素 A、维生素 D、维生素 B_1 等。鲍鱼肉中能提取一种被称作“鲍素”的生物活性物质；实验表明，它能够提高免疫力，破坏癌细胞代谢过程，提高抑瘤率，却不损害正常细胞，有保护免疫系统的作用。

鲍鱼是名贵的海珍品之一，肉质细嫩，鲜而不腻，营养丰富，清而味浓，烧菜、调汤均可，可与枸杞、熟地黄等同用，起滋补肾阴作用。

5. **鲨鱼**　鲨鱼味甘，性平，有益气滋阴、补虚壮腰、行水化痰的功效。鲨鱼是可以食用的海洋鱼类之一，肉质实，营养丰富，尤其是鱼翅味道鲜美，是举世公认的名贵食品。鱼翅做菜柔嫩腴滑，软糯爽口，是与燕窝、熊掌等齐名的珍贵食品。鲨鱼中的亚油酸又称美肌酸，具有保持人体皮肤微血管的正常通透性和保持皮肤免遭各种射线损害的重要作用；其体内含有高质量鱼胶，主要由胶原蛋白和弹性蛋白组成，可益脑明目。

鲨鱼还含有一种物质，可以延缓实体肿瘤的血管生长，从而使肿瘤失去血液的滋养，抑制肿瘤生长速度。

（二）蛋乳制品类

1. **鸡蛋**　鸡蛋性味甘、平，归脾、胃经，可补肺养血、滋阴润燥，用于气血不足、热病烦渴、胎动不安等，是扶助正气的常用食品。《本草纲目》云：“卵白象天，其气清，其性微寒；卵黄象地，其气浑，其性温；卵则兼黄白而用之，其性平。精不足者，补之以气，故卵白能清气，治伏热、目赤、咽痛诸疾；形不足者，补之以味，故卵黄能补血，治下痢、胎产诸疾；卵则兼理气血，故治上列诸疾也。”

鸡蛋含丰富的蛋白质，人体必需的 8 种氨基酸，多量卵磷脂、甘油三酯、胆固醇，铁、磷、钙等矿物质，维生素 A、维生素 B、维生素 D、维生素 E 和烟酸等。鸡蛋营养丰富，适合各类人群食用，包括肿瘤患者。

2. **牛奶**　牛奶味甘，性平、微寒，入心、肺、胃经，具有补虚损、益肺胃、生津润肠之功。牛奶含有丰富的矿物质，尤其钙、磷、铁、锌、铜、锰、钼的含量都很多。最难得的是，牛奶是人体钙的最佳来源，而且钙磷比例非常适当，有利于钙的吸收；种类复杂，至少有100多种，主要成分有水、脂肪、磷脂、蛋白质、乳糖、无机盐等。

牛奶中几乎含有人体所需的各种营养素，且营养均衡，其必需氨基酸组成非常接近人体氨基酸模式，同时富含维生素A、维生素B_1、维生素B_2、维生素D，营养价值高且易于消化吸收，适合肿瘤患者饮用。

3. **羊奶**　羊奶或鲜羊奶味甘，性温，入肝、胃、心、肾经，有温润补虚养血的良好功效。据《本草纲目》记载，羊乳甘温无毒，可益五脏、补肾虚、益精气、养心肺；治消渴、疗虚劳；利皮肤、润毛发；和小肠、利大肠。羊奶含蛋白质、脂肪、糖类、维生素A、维生素B、钙、钾、铁等营养成分。现代营养学研究发现，羊奶中的蛋白质、矿物质，尤其是钙、磷的含量都比牛奶略高；维生素A、维生素B含量也高于牛奶，对保护视力、恢复体能有好处。

现代研究证实，羊奶对胃病（如胃肠炎）、肾病、肝病等有治疗和促进康复作用。欧洲最新研究报道，山羊奶有防癌抗癌的功效。

4. **马奶**　马奶性味甘凉，具有补虚强身、润燥美肤、清热止渴的作用。马奶含有蛋白质、脂肪、糖类、磷、钙、钾、钠、维生素A、维生素B_1、维生素B_2、维生素C、烟酸、肌醇等多种成分。马奶中含酪蛋白少，而可溶性蛋白所占比例高，所以马奶容易消化吸收，被称为白蛋白性乳类。其次，马奶中含有丰富的氨基酸及维生素，如维生素A、维生素B_1、维生素B_2、维生素B_6、维生素B_{12}、维生素C、维生素E、维生素F及叶酸等，含量最大的是维生素C，且酸马奶含酵母很多，所以能增进食欲、活化胰腺功能、促进消化。马奶所含丰富的维生素和矿物质，参与人体新陈代谢，可调节人体生理功能，提高人体免疫力及防治疾病；所含不饱和脂肪酸、低分子脂肪酸，对预防高胆固醇血症、动脉硬化有良好作用。

（三）五谷杂粮类

1. **玉米** 玉米性味甘、平，归胃、膀胱经，有健脾益胃、利水渗湿作用。鲜玉米中含有大量天然维生素 E，有促进细胞分裂、延缓细胞衰老、降低血清胆固醇、防止皮肤病变的功能，还能减轻动脉硬化和脑功能衰退出现的症状。玉米中含有大量的营养保健物质，所含谷胱甘肽是抗癌因子。玉米中还含有核黄素、维生素等营养物质，对预防心脏病、癌症等有很大的作用。

2. **荞麦** 荞麦性凉，味甘，具有健脾益气、开胃宽肠、消食化滞之功。荞麦面粉中含 18 种氨基酸，且氨基酸的组分与豆类作物蛋白质氨基酸的组分相似。荞麦面粉中的脂肪含量高于大米、小麦面粉。荞麦脂肪含 9 种脂肪酸，其中油酸和亚油酸含量最多，还含有棕榈酸、亚麻酸等。此外，还含有柠檬酸、草酸和苹果酸等有机酸。荞麦还含有微量的钙、磷、铁、铜、锌和微量元素硒、硼、碘、镍、钴等，以及多种维生素如维生素 B、维生素 B_2、维生素 C、维生素 E、维生素 PP、维生素 P（芦丁）。维生素 P、叶绿素是其他谷类作物中所不含有的。荞麦籽粒的营养成分因品种和栽培条件不同而存在差异。这些物质在人体生理代谢中起着重要作用。目前研究表明，荞麦面粉中的多酚具有很强的抗氧化作用，能够预防人体内癌细胞的发生，并能抑制癌细胞繁殖。

3. **薯类** 常见的薯类有马铃薯、白薯、红薯、紫薯、木薯等。薯类的营养价值非常高。专家通过研究确认，薯类是有效的抗癌佳品，也是最有效的清肠食品。薯类中最具有抗癌作用的营养物质是 β- 胡萝卜素（维生素 A 前体）、维生素 C 和叶酸，而在红薯中三者含量都比较丰富。β- 胡萝卜素和维生素 C 的抗氧化作用有助于抵抗氧化应激对遗传物质脱氧核糖核酸（DNA）的损伤，起一定的抗癌作用。

4. **大豆** 大豆味甘、性平，入脾、大肠经，能杀乌头、附子毒，具有健脾宽中、润燥消水、清热解毒、益气的功效。《日用本草》：“宽中下气，利大肠，消水胀，治肿毒。”大豆是豆科植物中最富有营养而又易于消化的食物，是蛋白质最丰富最廉价的来源。大豆含脂肪约20%，蛋白质约40%，还含有丰富的维生素。

大豆是豆类中营养价值最高的品种。在百种天然食品中，它名列榜首，含有大量不饱和脂肪酸，多种微量元素、维生素及优质蛋白质，适合各种人群食用，也可作为肿瘤患者的主要食物。

5. **杏仁** 杏仁苦，微温，有小毒，具有止咳平喘、润肠通便的功效。《本草纲目》中列举杏仁的三大功效：润肺，清积食，散滞。杏仁分为甜杏仁、苦杏仁两种。中国南方产的杏仁属于甜杏仁（又名南杏仁），味道微甜、细腻，多作食用，还可作为原料加入蛋糕、曲奇和菜肴中，具有润肺、止咳、滑肠等功效，对干咳无痰、肺虚久咳等有一定缓解作用；北方产的杏仁则属于苦杏仁（又名北杏仁），带苦味，多作药用，具有润肺、平喘功效。

杏仁还含丰富的黄酮类化合物（又称类黄酮），因其分子量小，易被人体吸收，能通过血脑屏障，进入脂肪组织，所以它对人体健康具有广泛的作用，如抗炎症、抗过敏、抑制细菌、抑制病毒、防治肝病、降血压、降血脂、防止血栓形成、降低血管脆性、增强免疫、改善心脑血管血液循环、抗肿瘤等。杏仁可与粳米一起煮粥，起化痰止咳作用。

6. **花生** 花生性平，味甘，入脾、肺经，和胃、调气。花生含有蛋白质、脂肪、糖类、维生素A、维生素B_6、维生素E、维生素K，以及矿物质钙、磷、铁等营养成分，可提供8种人体所需的氨基酸及不饱和脂肪酸，还含有卵磷脂、胆碱、胡萝卜素、粗纤维等有利于人体健康的物质。它的营养价值绝不低于牛奶、鸡蛋或瘦肉。花生是100多种食品的重要原料。它除了可以榨油外，还可以炒、炸、煮食，制成花生酥，以及各种糖果、糕点等。

花生、花生油中含有一种生物活性很强的天然多酚类物质——白藜芦醇。白藜芦醇是肿瘤疾病的天然化学预防剂，同时还能降低血小板聚集，预防和治疗动脉粥样硬化、心脑血管疾病。但霉变的花生有致癌作用，不宜食用。

(四) 蔬菜类

1. **大蒜** 大蒜味辛、甘,性温,能温中健胃,消食理气,解毒杀虫。大蒜营养丰富,含蛋白质、脂肪、糖类,各种微量元素如铁、硒和锗等,也含维生素 C。此外,还含有硫胺素、核黄素、烟酸、大蒜素、柠檬醛。主要成分为大蒜辣素,具有杀菌作用,是大蒜中所含蒜氨酸受大蒜酶的作用水解产生。尚含多种烯丙基、丙基和甲基组成的硫醚化合物等。

大蒜中的锗、硒等元素可抑制肿瘤细胞和癌细胞的生长。实验发现,癌症发病率最低的人群就是血液中含硒量最高的人群。大蒜在北方可作为辅食,在南方一般作为调料,患者可根据自己的饮食习惯选择食用方式。

2. **洋葱** 洋葱性温,味辛甘,有祛痰利尿、健胃润肠、解毒杀虫等功能。洋葱中含糖、蛋白质及各种无机盐、维生素等营养成分,对机体代谢起一定作用,可较好地调节神经,增强记忆力;其挥发成分亦有较强的刺激食欲、帮助消化、促进吸收等功能。洋葱中有一种肽物质,可减少癌症发病率。洋葱也可降低血中胆固醇和甘油三酯含量,从而可起到防止血管硬化的作用。

3. **白萝卜** 白萝卜味甘、辛,性凉,入肝、胃、肺、大肠经,具有清热生津、凉血止血、下气宽中、消食化滞、开胃健脾、顺气化痰等功效。白萝卜含丰富的维生素 C 和微量元素锌,有助于增强机体免疫功能,提高抗病能力。白萝卜中的芥子油能促进胃肠蠕动,增强食欲,帮助消化。白萝卜中的淀粉酶能分解食物中的淀粉、脂肪,使之得到充分吸收。

白萝卜含有木质素,能提高巨噬细胞的活力,吞噬癌细胞。此外,白萝卜所含多种酶,能分解致癌的亚硝酸胺,具有防癌作用,长期服用有一定防癌作用。

4. **胡萝卜** 胡萝卜味甘,性平,入肺、脾经,具有健脾消食、润肠通便、杀虫、行气化滞、明目等功效。胡萝卜含有 β- 类胡萝卜素、丰富的糖类、蛋白质、脂肪、纤维素、多种维生素、各种无机盐、微量元素及十多种酶、双歧因子、核酸物质、芥子油、伞形花内酯、咖啡酸、绿原酸、没食子酸等成分。胡萝卜细胞壁中含有丰富的果胶酸酯。

经国内外专家研究证实，胡萝卜确有防癌、抗癌功能。其一，胡萝卜含有大量的β-胡萝卜素、维生素C，这些成分是保持细胞间基质结构完整的必需物质，起着抑制癌细胞生长的作用。其二，胡萝卜含有一种糖化酵素，能分解食物中的亚硝胺，可大大减小该物质的致癌作用。其三，胡萝卜中有较多的木质素，可提高巨细胞的吞噬能力，能使体内巨细胞吞噬癌细胞的活力提高2~3倍。胡萝卜具有较好的防癌作用，但过量食用在女性会造成血中胡萝卜素偏高，而出现不孕症、无月经、不排卵等异常现象；或使人的颜面、手心、足底及指节等处发黄。

5. **苦瓜** 苦瓜味苦，性寒，入心、肝、脾、肺经，具有清热祛暑、明目解毒、降压降糖、利尿凉血及解劳清心之功效。《滇南本草》："治一切丹火毒气，疗恶疮结毒，或遍身已成芝麻疔、大疔疮，疼难忍者。""泻六经实火，清暑益气，止烦渴。"苦瓜中含有多种维生素、矿物质，还含有清脂、减肥的特效成分，可以加速排毒。研究发现，它还具有良好的降血糖、抗病毒和防癌功效。苦瓜含苦瓜苷、5-羟色胺、谷氨酸、丙氨酸、脯氨酸、α-氨基丁酸、瓜氨酸、半乳糖醛酸、果胶等成分。

苦瓜素能阻止脂肪吸收，除具有减肥功效外，也是极强的抗癌高手。其中，苦瓜子还可以阻止恶性肿瘤生长。苦瓜可煲汤或清炒。

6. **百合** 百合性微寒、平，具有润肺止咳、宁心安神的功效。《神农本草经》言："味甘，平。……主治邪气腹胀，心痛，利大小便，补中益气。"百合除含有蛋白质、脂肪、还原糖、淀粉及钙、磷、铁、维生素B、维生素C等营养成分外，还含有一些特殊的营养成分，如秋水仙碱等多种生物碱。这些成分综合作用于人体，不仅具有良好的营养滋补之功，而且还对秋季气候干燥引起的多种季节性疾病有一定防治作用。

百合含多种生物碱,对白细胞减少症有预防作用;能升高血细胞,对化疗及放射性治疗后细胞减少症有治疗作用。百合在体内还能促进和增强单核细胞系统和吞噬功能,提高机体的体液免疫力,因此对多种癌症均有较好防治效果。百合一般与其他食材一起煮食。

7. **茄子** 茄子甘寒,入脾、胃、大肠经,具有清热止血、消肿止痛的功效。《滇南本草》载:“茄子……散血……消肿……宽肠。”大便干结、痔疮出血以及患湿热黄疸的人,多吃些茄子,也有帮助,可以选用紫茄同大米煮粥吃。茄子含有蛋白质、脂肪、糖类、维生素以及钙、磷、铁等多种营养成分,特别是维生素 P 的含量很高。维生素 P 能使血管壁保持弹性和生理功能,防止硬化和破裂,所以经常吃些茄子,有助于防治高血压、冠心病、动脉硬化和出血性紫癜。

茄子含有龙葵碱,能抑制消化系统肿瘤的增殖,对于防治胃癌有一定效果。此外,茄子还有清退癌热的作用。

8. **荸荠** 荸荠俗称马蹄,味甘性寒,具有破积攻坚、止血止痢、解毒发痘、清色醒酒之功效。《本草纲目》认为,荸荠主治“消渴痹热,温中益气。下丹石,消风毒,除胸中实热气”。荸荠口感甜脆,营养丰富,含有蛋白质、脂肪、粗纤维、胡萝卜素、维生素 B、维生素 C、铁、钙、磷和糖类,可以生吃,也可以用来烹调。英国学者在对荸荠的研究中发现一种“荸荠英”,这种物质对黄金色葡萄球菌、大肠杆菌、产气杆菌及铜绿假单胞菌均有一定抑制作用,对降低血压也有一定效果,还对肺部、食管和乳腺的癌肿有防治作用。

荸荠可用于治疗癌症放疗中或放疗后引起的津液亏损,大便秘结。直接用生荸荠 20 枚(洗干净,并用温水烫)榨汁,然后加入半杯甘蔗汁和匀饮用,每日 1~2 杯。

9. **莴笋(莴苣)** 莴笋味甘苦,性凉,入肠、胃经,具有利五脏、通经脉、清胃热、清热利尿的功效。莴笋中糖类的含量较低,而无机盐、维生素则含量较丰富，尤其是含有较多的烟酸。烟酸是胰岛素的激活剂。糖尿病患者经常吃些莴笋，可改善糖的代谢功能。莴笋中还含有一定量的微量元素锌、铁，特别是莴笋中的铁元素很容易被人体吸收。经常食用新鲜莴苣，可以防治缺铁性贫血。莴笋中的钾离子含量丰富，是钠盐含量的27倍，有利于调节体内盐的平衡。对于高血压、心脏病等患者，莴笋具有促进利尿、降低血压、预防心律不齐的作用。莴笋中的莴苣生化物对视神经有刺激作用，会发生头昏嗜睡的中毒反应，导致夜盲症或诱发其他眼疾，故不宜多食。

莴笋中含有一种芳香烃羟化脂，对肝癌、胃癌有预防作用，也可缓解癌症患者放疗或化疗的副作用，是一种抗癌蔬菜，食用宜适量。

10. **番茄** 番茄俗称西红柿，味酸、甘，性微寒，具有生津止渴、健胃消食功效。番茄含番茄素、苹果酸、柠檬酸和糖类，富含胡萝卜素、维生素C、维生素B以及维生素B_2和钙、磷、钾、镁、铁、锌、铜和碘等多种元素，还含有蛋白质、糖类、有机酸、纤维素。研究表明，番茄红素能有效预防前列腺癌、消化道癌、肝癌、肺癌、乳腺癌、膀胱癌、子宫癌、皮肤癌等。日本的研究发现，在随机选择的居民血浆中的维生素A、维生素C、维生素E、β-胡萝卜素和番茄红素的水平分析中，只有血浆番茄红素与胃癌呈显著负相关。以上研究均说明，番茄红素和番茄制品能显著降低胃癌和食管癌的发病率。

番茄红素通过有效清除体内自由基，预防和修复细胞损伤，抑制DNA氧化，从而降低癌症发病率。番茄红素还具有细胞生长调控和细胞间信息感应等生化作用。

11. **生姜** 生姜皮辛凉，治皮肤浮肿，行皮水；生姜汁辛温，辛散胃寒力量强，多用于呕吐；干姜辛温，温中散寒，回阳通脉，温脾寒力量大。《名医别录》："生姜，味辛，微温。主治伤寒头痛、鼻塞、咳逆上气，止呕吐。……又，生姜，微温，辛，归五脏。去痰，下气，止呕吐,除风邪寒热。久服小志少智,伤心气。”生姜含挥发油,主要为姜醇、姜烯、水芹烯、柠檬醛、芳樟醇等;又含辣味成分姜辣素,分解生成姜酮、姜烯酮等。此外,含天门冬素、谷氨酸、天门冬氨酸、丝氨酸、甘氨酸、苏氨酸、丙氨酸等。

生姜中所含姜辣素和二苯基庚烷类化合物的结构均具有很强的抗氧化和清除自由基作用;其有效成分 6- 姜醇有抗癌作用。肝癌患者不能多吃,因为生姜也属辛辣刺激性食物。

12. **海带**　海带性味咸寒,入肝、胃、肾经,具有软坚、散结、消炎、平喘、通行利水等功效。《名医别录》:“主治十二种水肿,瘿瘤聚结气,瘘疮。”甄权:“利水道,去面肿,治恶疮鼠瘘。”海带含藻胶酸、昆布素,半乳聚糖等多糖类,海带氨酸、谷氨酸、天门冬氨酸、脯氨酸等氨基酸,维生素 B_1、维生素 B_2、维生素 C、维生素 P 及胡萝卜素,碘、钾、钙等无机盐。

海带提取物对体外人体癌细胞有明显细胞毒作用,对 S180 肿瘤有明显抑制作用。海带还富含硒元素,具有一定的防癌作用。

13. **韭菜**　韭菜性温,味辛,入脾、胃、肾经,具有健胃、提神、止汗固涩、补肾助阳、固精等功效。陈藏器:“根、叶:煮食,温中下气,补虚益阳,调和腑脏,令人能食,止泻血脓,腹中冷痛。生捣汁服,主胸痹骨痛不可触者,又解药毒,疗狂狗咬人欲发者,亦途诸蛇虺、蝎虿、恶虫毒。”现代研究证明,韭菜叶含硫化物、苷类和苦味质,有较多的胡萝卜素、维生素 C 以及钙、磷、钾、铁等矿物质,食用或外用有广泛保健功效。胡萝卜素对于增强免疫力、预防肿瘤、抗氧化、抗衰老有重要作用。

14. **蘑菇**　蘑菇性平,味甘,入肝、胃经,具有益气开胃等功效。蘑菇营养丰富,高蛋白、低脂肪,富含人体必需氨基酸、矿物质、维生素和多糖等营养成分。经常食用蘑菇能很好地促进人体对其他食物营养的吸收。春季养生很适合吃蘑菇补充身体营养。

日本研究人员在蘑菇有效成分中分析出一种分子量为 288 的超强力抗癌物质,能抑制癌细胞生长,其作用比绿茶中的抗癌物质强 1 000 倍。蘑菇中还含有一种毒蛋白,能有效阻止癌细胞的蛋白合成。食用蘑菇或香菇之类,应注意与毒蕈鉴别,以免误食中毒。切忌在野外自行采蘑菇食用。

15. 香菇 香菇味甘,性平,归脾、胃经,具有补脾胃、益气功效。我国不少古籍中记载香菇“益气不饥,治风破血和益胃助食”。香菇是高蛋白、低脂肪,含多糖、多种氨基酸和多种维生素的菌类食物。现代研究证明,香菇多糖可调节人体内有免疫功能的 T 细胞活性,可降低甲基胆蒽诱发肿瘤的能力。香菇对癌细胞有强烈抑制作用,对小白鼠肉瘤 180 的抑制率为 97.5%,对艾氏癌的抑制率为 80%。香菇还含有双链核糖核酸,能诱导产生干扰素,具有抗病毒能力。

16. 银耳 银耳甘、淡、平,入肺、胃、肾经,具有滋补生津、润肺养胃功效。《本草诗解药性注》谓:“白耳有麦冬之润而无其寒,有玉竹之甘而无其腻,诚润肺滋阴之要品,为人参、鹿茸、燕宣窝所不及”。银耳中含有蛋白质、脂肪和多种氨基酸、矿物质。银耳蛋白质中含有 17 种氨基酸。人体所必需的氨基酸中的 3/4,银耳都能提供。银耳还含有多种矿物质,如钙、磷、铁、钾、钠、镁、硫等,其中钙、铁的含量很高。此外,银耳中还含有海藻糖、戊聚糖、甘露糖醇等肝糖,营养价值很高,具有扶正强壮作用。

银耳滋补生津,能增强肿瘤患者对放疗、化疗的耐受力,适合放化疗患者食用。

17. 木耳 木耳性味甘平,入肺、脾、肾经,具有补气血、润肺、止血功效。据《本草纲目》记载,木耳甘平,主治益气不饥等,有补气益智、润肺补脑、活血止血之功效。黑木耳含蛋白质、脂肪、多糖和钙、磷、铁等元素,以及胡萝卜素、维生素 B_1、维生素 B_2、烟酸等,还含磷脂、固醇等营养素。

黑木耳中含有丰富的纤维素和一种特殊的植物胶原。这两种物质能够促进胃肠蠕动,促进肠道脂肪食物的排泄、减少食物中脂肪的吸收,从而防止肥胖;同时,由于这两种物质能促进胃肠蠕动,防止便秘，有利于体内大便中有毒物质的及时清除和排出，从而起到预防直肠癌及其他消化系统肿瘤的作用。

（五）水果类

1. 苹果 苹果性味甘酸而平、微咸，具有生津止渴、益脾止泻、和胃降逆的功效。苹果含有糖类、蛋白质、钙、磷、铁、锌、钾、镁、硫、胡萝卜素、维生素 B_1、维生素 B_2、维生素 C、烟酸、纤维素等营养素。

日本弘前大学的研究证实，苹果中的多酚能够抑制癌细胞增殖。芬兰的一项研究更令人振奋，苹果中含有的黄酮类物质是一种高效抗氧化剂，它不但是最好的血管清理剂，而且是癌症的克星。

2. 柑橘 柑橘性平，味甘酸，入肺、脾经。柑橘含核黄素、烟酸、维生素 C、蛋白质、脂肪、糖类、粗纤维、无机盐、钙、磷、铁。柑橘中的胡萝卜素（维生素 A 原）含量仅次于杏，比其他水果都高。柑橘还含多种维生素，此外，还含镁、硫、钠、氯和硅等元素。

日本京都府立医科大学的科学家认为，常吃柑橘可以通过补充人体内的玉米黄质而起到抗癌的作用。玉米黄质是柑橘类水果中所含的一种色素。

3. 梨 梨味甘微酸，性凉，入肺、胃经，具有生津润燥、清热化痰、解酒的作用。《神农本草经疏》："梨，能润肺消痰，降火除热，故苏恭主热嗽止渴，贴汤火伤……大明主贼风心烦，气喘热狂；孟诜主胸中痞塞热结等，诚不可阙者也。"梨含有大量蛋白质、脂肪、钙、磷、铁和葡萄糖、果糖、苹果酸、胡萝卜素及多种维生素。

食梨能防止动脉粥样硬化，抑制致癌物质亚硝胺的形成，从而防癌、抗癌。梨特别适用于放疗中或放疗后出现口干症状的患者。

4. 猕猴桃 猕猴桃性味酸甘、寒，具有调中理气、生津润燥及解热除烦功效。猕猴桃是一种营养价值极高的水果，含亮氨酸、苯丙氨酸、异亮氨酸、酪氨酸、缬氨酸、丙氨酸等 10 多种氨基酸，含有丰富的矿物质，如钙、磷、铁，还含有胡萝卜素和多种维生素，其中维生素 C 的含量是柑橘的 5~10 倍，苹果等水果的 15~30 倍，因而在世界上被誉为“水果之王”。猕猴桃含有丰富的维生素 C，可强化免疫系统，促进伤口愈合；它所富含的肌醇及氨基酸，可抑制抑郁症，补充脑力所消耗的营养细胞。

猕猴桃含有抗突变成分谷胱甘肽，有利于抑制诱发癌症基因的突变，对肝癌、肺癌、皮肤癌、前列腺癌等多种癌细胞病变有一定抑制作用。

5. **草莓** 草莓性味甘、凉，入脾、胃、肺经，具有润肺生津、健脾和胃、利尿消肿、解热祛暑功效。草莓富含氨基酸、果糖、蔗糖、葡萄糖、柠檬酸、苹果酸、果胶、胡萝卜素、维生素 B、烟酸及矿物质钙、镁、磷、铁等，这些营养素对生长发育有很好的促进作用。西医学研究认为，草莓对胃肠道和贫血均有一定的滋补调理作用。草莓除了可以预防坏血病外，对防治动脉硬化、冠心病也有较好功效。草莓中的维生素及果胶对改善便秘和治疗痔疮、高血压、高脂血症均有一定效果。

草莓中含有一种胺类物质，对白血病、再生障碍性贫血等血液病亦有辅助治疗作用。草莓是鞣酸含量丰富的植物，在体内可吸附和阻止致癌化学物质的吸收。

6. **葡萄** 葡萄性平，味甘酸，具有补肝肾、益气血、开胃生津、利小便之功效。《神农本草经》载葡萄主“筋骨湿痹，益气，倍力强志，令人肥健，耐饥，忍风寒。久食轻身，不老，延年”。葡萄中含有矿物质钙、钾、磷、铁、葡萄糖、果糖、蛋白质、酒石酸及多种维生素 B、维生素 C、维生素 P 等，还含有多种人体所需的氨基酸。

西医学研究表明，葡萄还具有防癌、抗癌作用。葡萄中含有一种抗癌微量元素（白藜芦醇），可以防止健康细胞癌变，阻止癌细胞扩散。

7. **无花果** 无花果味甘，性平，具有健脾、滋养、润肠的功效。无花果含葡萄糖、果糖、蔗糖、蛋白质、柠檬酸、琥珀酸、丙二酸、草酸、苹果酸、植物生长激素、淀粉糖化酶、脂肪酶、蛋白酶、胶质、甾类、维生素 C、钙、磷等成分。

成熟果实的果汁中可提取一种芳香物质苯甲醛，具有防癌抗癌、增强机体抗病能力的作用，可以预防多种癌症的发生，延缓移植性腺癌、淋巴肉瘤的发展，促使其退化，并对正常细胞不会产生毒害。

（吴万根 杨小兵 方 芳 朱雪敏）

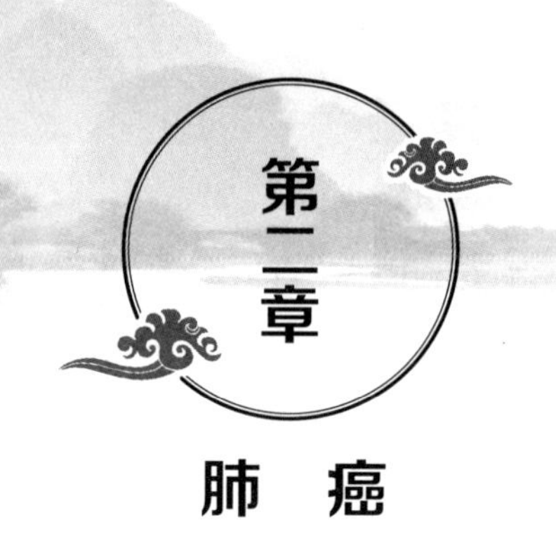

第二章 肺 癌

肺癌是人类最常见的恶性肿瘤之一，也是最常见的肿瘤死因之一。

肺癌属于中医学“咳嗽”“咯血”“胸痛”等范畴，古代又有“肺积”“痞癖”“息贲”“肺壅”等称谓。《灵枢·邪气脏腑病形》云：“肺脉……微急为肺寒热，怠惰，咳唾血，引腰背胸。”《难经·五十六难》载：“肺之积名曰息贲……久不已，令人洒淅寒热，喘咳，发肺壅。”《医宗必读·积聚》云：“积之成也，正气不足，而后邪气踞之。”肺癌是由脏腑虚弱、气血亏虚，邪毒外侵或内生，致痰、瘀、毒、热等留滞于肺，久羁不去，凝聚而成。由此可见，肺癌是因虚所致，虚实夹杂，本虚标实之病；肺癌病位在肺，与脾、肾两脏关系密切。

肺癌根据病理类型可分为非小细胞肺癌及小细胞肺癌。非小细胞肺癌早期以手术治疗为主，术后行辅助化疗；中晚期以放化疗及分子靶向治疗为主。小细胞肺癌早期仍以手术治疗为主，中晚期以化疗为主，合并脑转移可考虑行放疗。各种治疗手段均有不足，可出现不同的不良反应，合理的食疗和药膳可减轻患者不良反应、增强疗效，起到补充治疗作用。以下对临床上常用肺癌疗法的药膳补充治疗分而述之。

一、手术治疗的药膳补充治疗

手术治疗易损伤气血，导致气血亏虚，因此围手术期的食疗以益气扶正、调理气血为主。

1. **补虚正气粥**

原料：炙黄芪 50g，人参 5g，粳米 150g，白糖少许。

制法：炙黄芪、人参切薄片，用冷水浸泡半小时，入砂锅煮沸，再改小火煎取浓汁，再把粳米和药液、清水加在一起，文火煮至粥熟。粥成后，入白糖少许，稍煮片刻即可食用。

功效：补气扶虚，健脾益胃。

适应证：肺癌术前或术后正气不足，疲倦乏力，食欲不振者。（来源：《抗癌药膳食疗方》）

2. **归芪参枣粥**

原料：当归 10g，黄芪 60g，党参 30g，粳米 100g，大枣 10 枚。

制法：将当归、黄芪、党参煎煮成药汁，粳米洗干净后，与大枣放于碗内，将碗放入盛水的锅里（约 1 000ml），用大火煮沸，加入药汁，再用小火熬煮半小时，加入调料（食用盐或白砂糖，糖尿病者去大枣），早晚服用。

功效：健脾益气，补血生血。

适应证：主要用于手术前后气虚、胃纳欠佳、乏力者。

当归补血生血，黄芪、党参健脾益气，大枣和胃养血。对于偏阴虚者，改党参为太子参。服用后出现口干等燥热症状时，当归、黄芪减量。

3. **枸杞甲鱼肉汤**

原料：枸杞子 40g，猪瘦肉 150g，甲鱼 500g。

制法：将枸杞子洗净，猪瘦肉切细，甲鱼去内脏，切块。将上述原料放入锅内，加适量冷水烧熟，撒上盐调味，即可食用。

功效：补肾健脾。

适应证：肺癌术后少气乏力者。（来源：吴万垠《肿瘤科专病中医临床诊治》）

4. **当归鹿茸瘦肉汤**

原料：当归 10g，鹿茸 5g，猪瘦肉 150g。

制法：将猪瘦肉切细，当归、鹿茸切片。将上述原料放入锅内，加适量冷水烧熟，撒上盐调味，即可食用。

功效：补髓生血。

适应证：肺癌术后血虚者。对于气虚明显者，可加用黄芪 30g 同煮。

5. 太子炖鸡（鸭）

原料：太子参 30g，鸡（鸭）肉适量。

制法：将太子参洗净，与洗净的鸡（鸭）肉同放入锅内，用小火炖煮至鸡（鸭）肉熟烂，加入佐料再煮两沸即成。吃鸡（鸭）饮汤。太子参可同时嚼食。

功效：益气健脾，补精添髓。

适应证：主要用于肺癌术后身体虚弱，气血不足者。（来源：《抗癌药膳食疗方》）

6. 冬虫夏草蒸老鸭

原料：冬虫夏草 15g，鸭 1 只（约 1 250g）。

制法：将鸭去毛及内脏，洗净，将冬虫夏草纳入鸭腹中，加入黄酒、调料，一起放入锅中，蒸熟后食用。

功效：补肾壮阳，补肺平喘。

适应证：主要用于肺癌术后少气，动则加剧，腰膝酸软者。

二、化学治疗的药膳补充治疗

化疗常造成消化道反应和骨髓抑制，食疗应以调理脾胃、和胃止呕为则，增强食欲宜多吃一些营养丰富的食物。

1. 姜饴糖饮

原料：生姜 30g，饴糖 50g。

制法：将生姜洗净，切片，与饴糖同入锅中，加水浓煎 2 次，每次 45 分钟，过滤取汁即可。

功效：温中和胃止吐。

适应证：主要用于肺癌化疗时出现恶心呕吐；糖尿病患者只用生姜加水浓煎即可。

2. 西洋参怀山炖乳鸽

原料：乳鸽1只，西洋参片15g，怀山药30g，大枣4枚，生姜2片。

制法：将西洋参、怀山药、大枣（去核）、生姜洗净，乳鸽去毛及内脏，洗净切成小块。把全部用料放入炖盅内，加开水适量，炖盅加盖，文火隔水炖2小时，调味即可。随量饮汤食肉。

功效：温中和胃止吐。

适应证：主要用于化疗后疲倦乏力、纳差者。

3. 萝卜粥

原料：萝卜150g，粳米60g，猪肉末30g，调料若干。

制法：萝卜切丝，与当归、肉末一同入锅，加清水上火煮成粥，加油、盐、香油调味。

功效：行气消食。

适应证：主要用于化疗后腹胀、纳差者。

4. 龙枣甲鱼汤

原料：龙眼肉、大枣各20g，甲鱼250g，食盐、生姜各少许。

制法：将大枣去核。将甲鱼杀死，去除内脏，与龙眼肉、大枣一起入锅，加适量清水炖煮1小时，调入食盐和生姜即成，可随意服用。

功效：健脾补中，滋阴生血。

适应证：适合在化疗后出现造血功能受损症状的肺癌患者；乏力者可加用黄芪30g。

5. 党参山楂粥

原料：党参、山楂各20g，猪肉末30g，大米100g，调料若干。

制法：党参、山楂洗净，与大米、肉末一同入锅，加清水上火煮成粥，加油、盐、香油调味。

功效：健脾消食。

适应证：主要用于化疗后纳差、乏力者。

6. 海参枸杞羹

原料：枸杞、茯苓各20g，海参100g。

制法：将枸杞、茯苓一起用水煎煮30分钟，去渣取汁。将海参与药汁一起煮烂，调入食盐即成，可随意服用。

功效：健脾补肾，益精养血。

适应证：适合化疗后出现眩晕气短、心悸等症状的肺癌患者食用。

三、放射治疗的药膳补充治疗

中医认为放疗射线为热毒之邪，易损害机体津液，导致气阴两虚，食疗以益气养阴为则。

1. 西洋参银耳粥

原料：西洋参3~5g，银耳25g，粳米50g。

制法：西洋参研末备用。银耳炖至酥烂后，放入淘净的粳米，再加适量清水煮成稠粥，煮好后兑入西洋参粉，搅匀即可。

功效：益气养阴和胃。

适应证：主要用于肺癌放疗后口干、舌燥、纳差者。

2. 杏仁雪梨山药粥

原料：北杏仁10g，雪梨1个，怀山药粉、白糖适量。

制法：北杏仁开水浸透后去皮洗净，雪梨去皮切成小块，把杏仁雪梨搅成泥状，用适量清水将杏梨泥、怀山药粉、白糖调成糊倒入沸水中，不断搅拌，煮熟即可。

功效：养阴止咳，健脾和胃。

适应证：主要用于肺癌放疗后咳嗽、口干。

3. 甘草雪梨煲猪肺

原料：甘草10g，雪梨2个，猪肺约250g。

制法：将梨削皮切成块，猪肺洗净切成片，挤去泡沫，与甘草同放砂锅内，加冰糖少许，清水适量，小火熬煮3小时后服用，每日1次。

功效：养阴益肺。

适应证：主要用于肺癌放疗后干咳、口干者。

4. 虫草参肺汤

原料：冬虫夏草10g，西洋参15g，猪肺1具。

制法：先将猪肺用清水灌洗至白色，洗净切块，与冬虫夏草共炖熟烂，分3~4次服食。

功效：益气养阴补肺。

适应证：主要用于肺癌放疗后少气、乏力、口干者。

5. 沙参天冬炖鸭

原料：沙参15g，天门冬15g，鸭肉100g。

制法：将沙参、天门冬用纱布包好，与鸭肉同炖至熟烂，去渣，吃鸭肉喝汤。

功效：养阴润燥生津。

适应证：主要用于肺癌放疗后口干明显者。

6. 放疗减毒药膳（广东省中医院刘伟胜提供）

原料：绿豆、臭草、粳米、鲜鱼腥草各50g。

制法：将以上药膳材料加水1 000ml同煎，小火熬煮半小时，加入调料（食用盐），午餐及晚餐服用。放疗前开始服用，放疗过程中每天1剂，分2次服用。

功效：益气养阴，清热解毒。

适应证：主要用于肺部或头颈部肿瘤放疗期间出现口渴、咽干等阴虚毒热征象者。

四、分子靶向治疗的药膳补充治疗

分子靶向药物（吉非替尼、厄洛替尼、阿法替尼、奥西替尼、安罗替尼等）的常见不良反应是皮疹、腹泻及口腔溃疡等。

1. 口腔黏膜炎药膳（广东省中医院吴万垠提供）

原料：白茅根100g，马蹄10个，甘蔗3节（剖开），胡萝卜3个（切片）。

制法：以上加水约1 000ml共煮，煮沸后小火再煮30~45分钟，冷却后作为凉茶每日多次饮用。

功效：清热养阴，生津愈疡。

适应证：肿瘤放化疗期间或酪氨酸激酶抑制剂（吉非替尼、厄洛替尼或埃克替尼等）治疗或肿瘤患者免疫低下引起的口腔溃疡、口腔疼痛等症状。

2. 百合薏苡仁莲子羹

原料：百合50g，薏苡仁、莲子各30g。

制法：将百合掰成瓣，拣杂后洗净。莲子、薏苡仁拣净后，放入温水中浸泡30分钟，同放入砂锅，加清水适量，大火煮沸后改用小火煨煮1小时。加入洗净的百合，煨至稠烂，调入蜂蜜，拌匀即可。

功效：健脾益肺，滋阴清热。

适应证：用于肺癌分子靶向治疗期间暂未出现皮疹时食用以预防皮疹（腹泻患者不建议食用）。

3. 金银花连翘粥

原料：鲜金银花50g（或干药材30g），连翘20g，甘草20g，粳米100g。

制法：金银花、连翘、甘草加水煮1小时，过滤取汁，加粳米煮成粥食用。

功效：清热解毒。

适应证：用于肺癌分子靶向治疗期间口腔溃疡及皮疹明显者（腹泻患者不建议食用）。

4. 金银花绿豆粥

原料：鲜金银花50g（或干药材30g），绿豆100g，甘草20g，粳米100g。

制法：金银花、甘草加水煮1小时，过滤取汁，加绿豆、粳米煮成粥食用。

功效：清热解毒。

适应证：用于肺癌分子靶向治疗期间口腔溃疡及皮疹，皮疹色红者（腹泻患者不建议食用）。

5. **党参怀山扁豆粥**

原料：扁豆15g，党参30g，怀山药30g，薏苡仁30g，砂仁10g，粳米100g。

制法：将药材洗净，放入温水中浸泡30分钟，与粳米同放入砂锅，加清水适量，大火煮沸后改用小火煨煮1小时。

功效：健脾化湿止泻。

适应证：用于肺癌分子靶向治疗期间出现纳差、腹泻者。

6. **扁豆怀山粥**

原料：扁豆50g，石榴皮20g，怀山药、粳米各100g。

制法：将药材洗净，放入温水中浸泡30分钟，与粳米同放入砂锅，加清水适量，大火煮沸后改用小火煨煮1小时。

功效：健脾止泻。

适应证：适用于肺癌分子靶向治疗期间腹泻、便溏较明显者。

五、生物治疗的药膳补充治疗

目前，常用的生物治疗主要使用细胞毒性T淋巴细胞相关抗原4（CTLA-4）抑制剂、程序性死亡蛋白-1（PD-1）/程序性死亡蛋白配体-1（PD-L1）抑制剂。生物治疗期间的食疗原则以扶正、提高免疫力为主。

1. **芪参炖鸡汤**

原料：黄芪、党参各30g，乌骨鸡1只（约500g），生姜、葱、盐适量。

制法：黄芪、党参洗净备用，乌骨鸡去内脏及头颈；将以上所有配料和鸡一起放入锅内同煮，大火烧开，小火熬煮半小时，加入调料即可。

功效：健脾益气。

适应证：适用于肺癌少气、乏力等气虚者，可协同提高免疫力。

2. **党参大枣炖排骨**

原料：党参30g，大枣8枚，排骨500g，姜、葱适量。

制法：党参洗净备用；大枣洗净去核备用；排骨洗净剁成小块备用；姜、葱洗干净，姜拍松，葱切段备用。之后，将排骨、党参、大枣、姜、葱一起放入锅内同煮，小火熬煮半小时，加入调料即可。

功效：健脾益气补血。

适应证：适用于肺癌少气、乏力及头晕等气血亏虚者，可协同提高免疫力。

3. 核桃大枣燕麦粥

原料：核桃、大枣、龙眼干各30g，燕麦200g。

制法：泡好核桃、大枣、龙眼干，把燕麦清洗干净，倒进电饭锅里，加适量水熬煮即可。等粥滚开了就换到熬粥挡，出锅前放些红糖。

功效：补肾生血。

适应证：适用于肺癌腰酸、乏力等脾肾亏虚者，可协同提高免疫力。

4. 黄精粥

原料：黄精20g，粳米100g，白糖适量（糖尿病者加盐）。

制法：将黄精洗净放入砂锅内，加入适量水煎煮，然后取汁去渣；粳米洗净放入锅内煮成粥，然后加入药汁和适量白糖（或盐），再稍煮片刻。

功效：健脾补肾。

适应证：适用于肺癌乏力、头晕等血虚者，可协同提高免疫力。

5. 当归黑枣鸡汤

用料：当归50g，黄精50g，黑豆50g，大枣4枚，鸡1只，精盐、生姜各适量。

制法：将去毛和内脏的鸡洗净，去肥膏，放入滚水中煮8分钟，捞起沥干；黑豆放入未加油的炒锅中炒至豆皮裂开，然后洗净沥干水；当归、黄精和大枣、生姜均洗净，然后把当归、生姜切片，大枣去核，待瓦煲内的水烧沸后，将其和鸡都放入煲内，水再烧沸时用中火煲3小时，调入精盐即可饮用。

功效：补肾生血。

适应证：适用于肺癌疲倦、乏力及头晕等血虚者，可协同提高免疫力。

针对免疫制剂引起的皮疹详见分子靶向治疗的药膳补充治疗。

六、微创介入治疗的药膳补充治疗

微创介入治疗主要包括粒子植入、射频消融等。粒子植入、射频消融可出现术口或局部疼痛牵扯感，食疗原则以健脾益气活血为主。

1. 田七人参炖鸡

原料：西洋参 20g，田七 10g，乌骨鸡 1 只（约 500g），生姜、葱、盐适量。

制法：西洋参、田七洗净备用，乌骨鸡去内脏及头颈。将以上所有配料和鸡一起放入锅内同煮，大火烧开，然后改用小火炖至汤浓收汁，调味即可。

功效：益气活血。

适应证：适用于肺癌微创介入治疗后局部疼痛者。

2. 山药山楂粥

原料：山药、山楂均 20g，糖适量，粳米 100g。

制作：先将山药切成小片，与山楂一起泡透后，再加入所有材料，加水用火煮沸后，再用小火熬成粥。

功效：健脾消食活血。

适应证：适用于肺癌微创介入治疗后纳差者。

3. 三七炖鸡

原料：三七 10g，鸡 1 只（约 500g），调料适量。

制法：将三七切片，鸡去毛杂，洗净，纳三七于鸡腹中，置锅内，加清水适量，文火炖沸后，加葱、姜、盐各适量，炖至鸡肉烂熟后，调服。每周 1~2 次。

功效：益气活血，化瘀止痛。

适应证:适用于肺癌微创介入治疗后局部疼痛者。

4. 灵芝三七饮

原料:灵芝 30g,三七粉 5g。

制法:将灵芝放入砂锅中,加过量清水,微火煎熬 1 小时,取汁兑入三七粉即成。

功效:益气活血止痛。

适应证:适用于肺癌微创介入治疗后局部疼痛者。

七、单纯中医药治疗的药膳补充治疗

部分患者仅单纯接受中医药治疗,此类患者也可配合药膳治疗。在中医辨证论治的基础上也可辨证施膳。

(一) 脾虚痰湿(或兼痰热)

证候特点:咳嗽痰多,色白而黏,少气胸闷,神疲乏力,大便溏薄,舌淡,苔白腻,脉细或濡滑。

1. 猪肺薏苡仁粥

原料:猪肺 100g,薏苡仁 50g,粳米 100g,精盐少许。

制法:猪肺洗净煮熟后加入薏苡仁、粳米,文火炖烂后加少许调味即可。

功效:健脾渗湿化痰。

适应证:适用于肺癌咳嗽,痰多、色微黄者。

2. 枇杷叶粥

原料:枇杷叶 15g,粳米 100g,冰糖少许。

制法:先将枇杷叶用布包入煎,取浓汁后去渣。入粳米煮粥,粥成后放冰糖少许。

功效:清肺化痰,止咳降气。

适应证:主要适用于肺癌热性咳嗽,咳吐黄色脓痰或咯血者。(来源:《抗癌药膳食疗方》)

3. 银杏橄榄冰糖水

原料:银杏 20 枚,鲜橄榄 10g,冰糖适量。

制作：银杏去壳，泡1天，去膜心；鲜橄榄去核，略捣烂；冰糖适量。用清水3碗，慢火煎至1碗，慢慢咽饮，并吃渣。

功效：清肺化痰止咳。

适应证：适用于肺癌咳嗽痰血，或咽干咳嗽者。（来源：《肿瘤科专病中医临床诊治》）

4. 杏仁莲子贝母糊

原料：杏仁、莲子各50g，贝母15g，冰糖适量。

制法：将杏仁、莲子、贝母分别拣净，用清水冲洗后，晒干或烘干，研成细末。锅内加水煮沸，调入杏仁粉、莲子粉、贝母粉，拌和均匀，加冰糖，边煨煮边调和，煮至呈糊状即可。

功效：清肺止咳，化痰解毒，抗癌。

适应证：适用于肺癌咳嗽痰多。

（二）气滞血瘀

证候特点：咳嗽不畅，胸痛如锥刺，痛有定处，或胸闷气急，或痰血暗红，或口干唇紫，便秘，舌暗红或紫暗，有瘀斑、瘀点、瘀条等，舌苔薄，脉细涩或弦细。

1. 三七鸡汤

原料：三七10g，鸡肉250g，生晒参5g。

制法：将三七捣碎，鸡肉、生晒参洗净。将全部材料放入锅中，加清水适量，小火煮1小时，加盐调味，吃肉饮汤。

功效：祛瘀止痛，养胃益气。

适应证：适用于咳嗽、咯血、胸痛，痛有定处的患者。（来源：《抗癌药膳食疗方》）

2. 人参当归猪腰汤

原料：猪腰（肾）500g，人参3g，当归10g，山药10g。

制法：将猪腰切开，剔去盘膜臊腺，洗净，放在锅内，加入人参、当归、山药，水适量，清炖至猪腰熟透，捞出猪腰，待冷，切成块或片，放在盘上浇酱油、醋、姜、蒜末、香油等调料，即可食用。

功效：健脾补肾，活血生血。

适应证：适用于肺癌腰部酸痛、纳差的患者。

3. 三七藕汁蛋汤

原料：鸡蛋1个，三七末5g，藕汁2小杯。

制法：将鸡蛋、三七末及藕汁加水炖煮食，每日服1次。

功效：养阴祛瘀止痛。

适应证：适用于肺癌胸部疼痛及口干者。

4. 百合田七肉汤

原料：百合40g，田七（三七）15g，兔肉250g。

制法：将百合洗净，田七切片，兔肉切丝，一起放入锅内，加适量冷水炖熟，加盐调味后，饮汤或佐餐。

功效：润肺止咳，祛瘀止痛。

适应证：适用于肺癌咳嗽、口干及胸痛者。

（三）阴虚内热

证候特点：咳嗽无痰或痰少而黏，或痰中带血，口干低热盗汗，心烦失眠，少气胸痛，大便干结，舌红少苔，脉细数。

1. 百合粳米粥

原料：百合40g，大米100g。

制法：将百合及大米煮粥食用。

功效：养阴健脾。

适应证：适用于肺癌干咳，痰血，心中烦热者。

2. 银耳燕窝瘦肉粥

原料：银耳15g（浸泡松软），燕窝5g（拣净去毛），瘦猪肉50g（切碎），大米60g。

制法：将银耳、燕窝及瘦肉共煮稀粥，调味食用。每日1~2次。

功效：养阴健脾。

适应证：适用于肺癌口干者。

3. 百合银耳薏仁粥

原料：鲜百合50g，薏苡仁50g，银耳10g，粳米60g。

制法：将百合、薏苡仁、银耳及粳米同煮粥，调味食用。每日

2 次。

功效：养阴健脾。

适应证：适用于肺癌口干、纳差者。

4. 百合洋参猪肺汤

原料：鲜百合 50g，西洋参 5g，猪肺 200g。

制法：将百合、西洋参及猪肺加水共炖熟调味食用。

功效：健脾养阴清虚热。

适应证：适用于肺癌乏力、口干、纳差者。

（四）气阴两虚

证候特点：咳嗽痰少，或痰稀黏稠，咳声低弱，气短喘促，神疲乏力，微恶风寒，或有胸背部隐隐作痛，自汗或盗汗，口干少饮，舌质红、少苔，脉细弱。

1. 西洋参石斛饮

原料：西洋参 10g，玉竹、石斛各 30g，冰糖适量。

制法：将以上原料装入纱布内放入砂锅中文火久煮，取汁液，去药袋，加冰糖调味即成。

功效：益气养阴。

适应证：适用于肺癌咳嗽痰少，口干、乏力者。

2. 太子参天冬炖水鸭

原料：太子参、天冬各 30g，水鸭肉 100g。

制法：将太子参、天冬及鸭肉加水共炖熟烂，调味饮汤吃鸭肉。

功效：益气养阴。

适应证：适用于肺癌口干、神疲乏力者。

3. 西洋参银耳粥

原料：西洋参 3g，银耳 25g，粳米 50g。

制法：西洋参研末备用。银耳炖至酥烂后，放入淘净的粳米，再加适量清水煮成稠粥，煮好后兑入西洋参粉，搅匀即可。

功效：益气养阴。

适应证：适用于肺癌口干、咳嗽痰少、咳声低弱乏力者。

4. 杏仁雪梨山药党参粥

原料:北杏仁 10g,党参 15g,雪梨 1 个,怀山药粉、白糖适量。

制法:北杏仁开水浸透后去皮洗净,党参切片,雪梨去皮切成小块。把杏仁、雪梨搅成泥状,用适量清水将杏梨泥、怀山药粉、白糖调成糊倒入沸水中,加入党参片不断搅拌,煮熟即可。

功效:益气养阴。

适应证:适用于肺癌咳嗽、乏力及口干者。

(五) 肾阳亏虚

证候特点:咳嗽气急,动则喘促,胸闷腰酸,畏寒肢冷,或心悸自汗,夜间尿频,舌淡红苔白,脉沉细或细数。

1. 胡桃人参汤

原料:胡桃肉 20g(不去皮),西洋参 6g,生姜 3 片。

制法:将上料加水适量,同煎取汁 200ml,加冰糖少许调服,每日 1 次,临睡前温服。

功效:补肾益气。

适应证:适用于肺癌咳嗽、动则喘促者。(来源:《肿瘤科专病中医临床诊治》)

2. 枸杞核桃枇杷膏

原料:枸杞、枇杷果、黑芝麻、核桃仁各 50g,蜂蜜适量。

制法:将枇杷果、核桃仁切碎后,与枸杞子、黑芝麻放入锅内煎 20 分钟,取煎液 1 次;加水再煎,共取煎液 3 次;合并煎液,用小火熬成膏状,加蜂蜜 1 倍,至沸,停火后装瓶备用。

功效:补肾纳气止咳。

适应证:适用于肺癌咳嗽者。

3. 胡核桃银耳炖海参

原料:胡核桃 20g,银耳 10g,瘦猪肉 100g,海参 60g。

制法:胡核桃用开水浸泡后去皮,银耳浸开,瘦肉切丝,海参浸软切丝。将以上原料放入盅内炖 1 小时调味即可。

功效:补肾纳气。

适应证：适用于肺癌咳嗽、畏寒肢冷者。

4. 五味子炖肉

原料：五味子 50g，鸭肉或猪瘦肉适量。

制法：五味子与肉一起蒸煮或炖食，并酌情加入调料。肉、药、汤俱服。

功效：补益肺肾。

适应证：适用于肺癌咳喘，尿多，气虚自汗者。

八、并发症的食疗

（一）恶性胸腔积液

葶苈大枣鲫鱼汤

原料：鲫鱼 1 尾，甜葶苈 30~60g，大枣 10 枚。

制法：鲫鱼活杀，去鳞及内脏，洗净；甜葶苈用布包，煎煮后取汁。鲫鱼入葶苈汁内煮熟，加酒少量、姜 2 片，以及葱花、盐等调料。每日分 2 次食用。

功效：降气平喘，利水抗癌。

适应证：适用于肺癌合并胸腔积液者。

（二）咯血

三七白及仙鹤草汤

原料：三七 10g，白及 20g，仙鹤草 30g，鸡肉 250g，生晒参 5g。

制法：三七、仙鹤草、白及捣碎，鸡肉、生晒参洗净。将全部材料放入锅中，加清水适量，小火煮 1 小时，加盐调味，吃肉饮汤。

功效：扶正补虚，祛瘀止血。

适应证：适用于肺癌症见咳嗽、咯血、胸痛者。

（吴万垠　杨小兵　汤鹏飞）

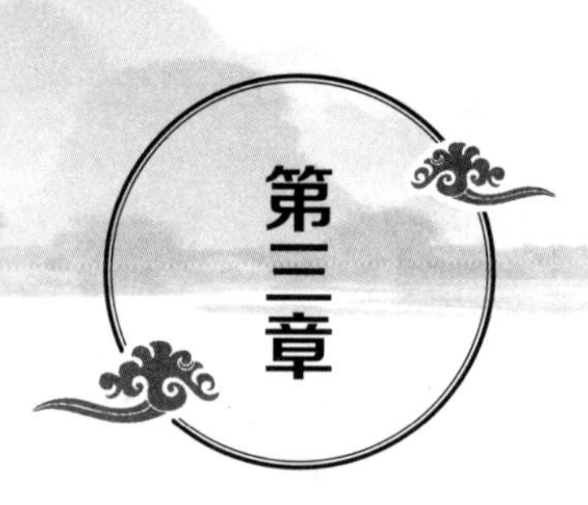

第三章 原发性肝癌

原发性肝癌是消化系统常见恶性肿瘤。我国是肝癌发病率、死亡率最高的国家之一，在城乡及农村恶性肿瘤死亡率中均居第3位。由于起病隐匿，肝癌早期没有症状或症状不明显，进展迅速，确诊时大多数患者已经达到局部晚期或发生远处转移，已无根治性手术机会，治疗困难，预后很差，严重地威胁人民群众的身体健康和生命安全。

肝癌属中医"癥瘕""积聚""臌胀""肥气""积证""痃癖"等范畴。中医学认为，肝癌病位在肝，与脾密切相关。人体感受外界六淫之邪，邪气乘虚而入，留积不散，暑、燥、火邪可导致胃热，寒湿之邪易导致脾虚，从而出现脾胃运化失常之病证。脾胃乃后天生化之本，为水谷运化、阴阳升降之枢纽。环境污染严重，有毒食物泛滥，加之平素饮食饥饱无度，脾胃受戕，运化失调，升降不和，以致邪毒留滞，积而成癌，正所谓"邪之所凑，其气必虚"。另，忧愁思虑伤脾，或恼怒气郁伤肝，肝失疏泄，横逆乘脾，胃失和降，脾虚失于健运而发病。

原发性肝癌的西医治疗主要有经导管动脉化疗栓塞术（TACE）、肝癌根治术以及分子靶向治疗等。中医药在控制肿瘤发展、改善症状、提高生活质量、对西医治疗减毒增效、延长生存时间方面有其独特优势。合理的中医食疗与药膳可减轻患者的不良反应，增强疗效，起到补充治疗的作用。以下对临床上常用原发性肝癌食疗与药膳的原则及方法分而述之。

一、手术治疗的药膳补充治疗

手术治疗易损伤气血，导致气血亏虚，然而可在术前术后兼以辨病抗癌。术前以调整阴阳气血、脏腑功能、扶正培本为原则，使患者调整到接近“阴平阳秘”的状态；术后要坚持扶正祛邪并重的原则。吴万垠主张在术后前3个月，考虑手术损伤人体正气，食疗与药膳主要以扶正为主，在辨证论治的基础上加大益气健脾中药用量，以促进术后恢复、增强体质；术后3个月后，可酌情加大抗癌药物比重，以防止肝癌复发。

1. 补虚正气粥

原料：炙黄芪50g，党参15g，白术15g，瘦肉100g。

制法：将以上材料洗净切片后放入砂锅中煲3小时左右，加食盐调味即可。

功效：补气扶虚，健脾益气。

适应证：适用于肝癌术前或术后正气不足，疲倦乏力，食欲不振者。

2. 怀山北芪猪肝粥

原料：怀山药30g，黄芪30g，猪肝100g，大米100g。

制法：猪肝冲洗10分钟，泡30分钟，沥干水分，切片备用。怀山药、黄芪、大米洗净煮粥，粥煮开后加入猪肝，煮熟后加入葱花、食盐调味温服。

功效：健脾补气养血。

适应证：适用于肝癌切除术后体虚，倦怠乏力者。

3. 黄芪枸杞粥

原料：黄芪50g，枸杞15g，粳米100g。

制法：黄芪、枸杞煮汤，去渣留汤备用。以此汤加粳米煮粥，经常食用。

功效：补益气血。

适应证：适用于肝癌术后气血虚弱者。

4. 龙眼猪骨炖甲鱼

原料：龙眼肉 50g，猪骨连肉带髓 500g，甲鱼 500g，盐、冷水适量。

制作：龙眼肉洗净，猪脊骨剁碎，乌龟杀后去肠杂并切块。把三者放入锅中，加水适量，文火煎熬至肉烂，放盐调味，即可食用。

功效：健脾生血，滋肾养阴。

适应证：适用于肝癌术后气阴两虚者。

5. 黑木耳炒猪肝

原料：黑木耳 25g，猪肝 250g。

制作：黑木耳泡发撕烂，猪肝切片水焯，调料适宜，炒熟。

功效：促进创伤愈合，恢复胃肠功能，补充营养。

适应证：适用于肝癌术后术口愈合欠佳、营养欠佳者。

二、经导管动脉化疗栓塞术的药膳补充治疗

中晚期肝癌患者行经导管动脉化疗栓塞术后，常出现发热、恶心、呕吐、头身困重、上腹胀闷、食欲下降等不良反应。吴万垠建议此时仅需“辨证＋对症”即可，目的是缓解不适症状。在辨证论治基础上加重对症治疗药物比例，可予以山药、麦芽、谷芽、山楂、神曲、砂仁以疏肝理气、和胃增纳，或适当辅以清热化湿中药，酌情减少抗癌之品。

1. 山药扁豆粥

原料：山药 30g，扁豆 10g，粳米 100g。

制法：将山药洗净去皮切片，扁豆煮半熟后加粳米、山药煮成粥。

功效：健脾化湿。

适应证：适用于晚期肝癌患者化疗后脾虚、腹泻等。

2. 砂仁谷芽怀山炖猪肚

原料：砂仁 12g，怀山药 60g，谷芽 30g，猪肚 1 个（250~500g）。

制法：砂仁打碎，怀山药切成细片，猪肚洗净、除去脂肪。将砂仁、山药、谷芽放入猪肚内，加适量清水炖 2~3 小时，至猪肚熟烂，

加盐调味。

功效：健脾和胃，止呕。

适应证：适用于肝癌化疗后恶心呕吐的预防与治疗。

3. 龙眼大枣炖甲鱼

原料：甲鱼1只（约250g），龙眼肉20g，大枣20g，盐姜适量。

制作：甲鱼宰杀去肠脏洗净，和龙眼肉、大枣加水1 000ml，炖1小时，用盐姜调味。

功效：健脾补中，添精生血。

适应证：适用于肝癌化疗后气血两虚，白细胞减少、贫血者。

三、微创介入治疗的药膳补充治疗

由于很多因素的制约，只有少部分肝癌患者存在外科切除机会。外科手术的局限性导致多种替代性治疗方法的出现，如微创介入治疗，比较有代表性的是肝癌射频消融术。微创介入治疗术后容易导致发热、疼痛等不适，吴万垠建议此时也以“辨证+对症”治疗为主，目的是减轻微创介入治疗后的副反应。

1. 青蒿人参饮

原料：青蒿15g，人参10g。

制法：以上材料加水800ml，煎煮20分钟，上下午分服。

功效：清退虚热，补气生津。

适应证：肝癌微创介入治疗后发热者。

2. 佛手青皮蜜饮

原料：佛手、青皮、郁金各10g，蜂蜜30g。

制作：以上材料加水800ml，煎煮20分钟，加蜂蜜，上下午分服。

功效：疏肝解郁，祛瘀生新。

适应证：肝癌微创介入治疗后疼痛者（可促进伤口愈合）。

四、分子靶向治疗的药膳补充治疗

索拉非尼是首个通过美国食品药品监督管理局（FDA）批准

并用于治疗晚期肝细胞癌的多靶点酪氨酸激酶抑制剂，可延长晚期肝癌患者的生存时间，而仑伐替尼对晚期肝细胞癌的疗效不差于索拉非尼。长期分子靶向治疗的患者，多合并手足综合征，出现手足皮肤干裂、脱屑、渗液，甚至局部合并感染，最终使患者难以耐受副反应而停药，甚者使生活质量下降。吴万垠建议此时也以“辨证+对症”治疗为主，目的是减轻毒副反应。

1. 红萝卜茅根竹蔗马蹄水

原料：红萝卜1个，鲜茅根2两，竹蔗半斤，马蹄半斤，盐或蜜枣依个人口味适量。

制法：全部材料洗干净，红萝卜切块，鲜茅根折成小段，竹蔗切成小块，马蹄削皮切成两半。所有材料加水800ml，大火煮开后，转小火煲50分钟。

功效：清热凉血，健脾和胃。

适应证：肝癌分子靶向治疗相关口腔溃疡或手足综合征。

2. 金银花绿豆粥

原料：鲜金银花50g（或干药材30g），绿豆100g，甘草20g，粳米100g。

制法：金银花、甘草加水煮1小时，过滤取汁，加绿豆、粳米煮成粥食用。

功效：清热解毒。

适应证：肝癌分子靶向治疗期间口腔溃疡及皮疹，皮疹色红者（腹泻患者不建议食用）。

五、生物治疗的药膳补充治疗

生物治疗通过自身免疫细胞治疗自身疾病，是近年来肿瘤治疗的新兴手段。以程序性死亡蛋白-1（PD-1）/程序性死亡蛋白配体-1（PD-L1）及细胞毒性T淋巴细胞相关抗原4（CTLA-4）为靶点的免疫疗法，在肝细胞癌（HCC）治疗上表现出良好的疗效及应用前景，其不良反应主要有皮炎、肺炎、肝炎、疲乏、食欲减退等。

中医食疗药膳以预防副反应为主。

1. 党参怀山薏仁扁豆砂仁粥

原料：扁豆15g，党参30g，怀山药30g，薏苡仁30g，砂仁10g，粳米100g。

制法：将药材洗净，将扁豆、党参、怀山药、薏苡仁放入温水中浸泡30分钟，与粳米同放入砂锅，加清水适量，大火煮沸后改用小火煨煮1小时，后15分钟放入砂仁。

功效：健脾化湿。

适应证：用于生物治疗期间出现乏力、食欲减退、腹泻者，可协同提高免疫力。

2. 枸杞元肉黄精怀山粥

原料：枸杞15g，元肉30g，黄精15g，怀山药30g，粳米100g。（元肉，即龙眼）

制法：将药材洗净，放入温水中浸泡30分钟，与粳米同放入砂锅，加清水适量，大火煮沸后改用小火煨煮1小时。

功效：补肾健脾。

适应证：用于生物治疗期间出现乏力、畏寒、夜尿清长者，可协同提高免疫力。

3. 参芪大枣炖鸡汤

原料：黄芪、党参、大枣各30g，乌骨鸡1只（约500g），生姜、盐适量。

制法：黄芪、党参、大枣洗净备用，乌骨鸡去内脏及头颈。将以上所有配料和鸡一起放入盅内，加适量水炖2小时左右，调味即可。

功效：益气生血。

适应证：适用于生物治疗期间出现气虚、血虚者，可协同提高免疫力。

4. 杜仲核桃炖排骨

原料：杜仲、核桃、大枣、龙眼干各30g，排骨500g，生姜、盐适量。

制法：将药材洗净备用，排骨洗净剁成小块备用，之后将排骨、药材、生姜一起放入盅内，加适量水炖2小时左右，调味即可。

功效：补肾生血。

适应证：适用于生物治疗期间出现肾虚腰酸、肝炎者，可协同提高免疫力。

六、单纯中医药治疗的药膳补充治疗

（一）肝郁脾虚型

证候特点：胁肋胀痛，胸闷不舒，善太息，纳呆食少，或有腹泻，或胁下痞块，舌淡红，苔白微腻，脉弦。

1. 黄芪猪肝汤

原料：生黄芪100g，猪肝200g。

制法：将黄芪加水适量，煎煮300ml取药汁，将猪肝洗净加入药汁中，煮熟加调料即可。

功效：健脾益气。

适应证：肝癌气血亏虚、面色萎黄、神疲乏力者。

2. 山药扁豆粥

原料：山药30g，扁豆10g，粳米100g。

制法：将山药洗净去皮切片，扁豆煮半熟加粳米、山药煮成粥。

功效：健脾化湿。

适应证：晚期肝癌患者脾虚、腹泻等。

（二）气滞血瘀型

证候特点：右胁下或脘部痞块巨大，痛处固定拒按，痛引肩背，入夜尤甚，脘腹胀满，乏力纳呆，便溏不调，舌质紫暗，有瘀斑、瘀点或瘀条等，脉涩或弦涩。

木瓜汤

原料：羊肉250g，豌豆250g，木瓜500g，苹果20g，香粳米350g，白糖25g，食盐、清水适量。

制作：羊肉、苹果加水适量，煎透，使羊肉熟透为度，过滤取汁；木瓜取汁；将羊肉汁、木瓜汁混合，下香粳米、豌豆，煮熟后加白糖、食盐调和即可。

功效：补虚益气，开郁顺气。

适应证：肝癌气滞作痛者。

（三）湿热内蕴型

证候特点：身目泛黄，或潮热、或壮热，口干口苦，心烦易怒，胸腹满闷，右胁疼痛，溲黄便干，舌紫暗，苔黄腻，脉滑数或弦滑。

1. 茵陈蒿粥

原料：茵陈蒿 30g，栀子 12g，粳米 50g。

制法：先将绵茵陈、栀子水煎，取汁去渣，加入粳米煮成稀粥。

功效：清热利湿退黄。

适应证：以黄疸为主的患者。

2. 茵陈红糖饮

原料：茵陈 15g，红糖 30g。

制作：将茵陈洗净，入锅加水适量，煎煮 30 分钟去渣取汁，趁热加入红糖，待红糖溶化即成。

功效：清热利湿退黄。

适应证：肝胆湿热型肝癌黄疸。

3. 半枝莲饮

原料：半枝莲 15g，当归 15g，黄芪 20g，金银花 10g，白花蛇舌草 30g，大黄 10g，黄芩 10g，炙栀子 10g，白糖 30g。

制作：将配方药物洗净后放入炖锅内，加水适量，用中火煮沸，再用文火煎煮 25 分钟，过滤去渣，留汁；在汁液内加入白糖搅匀即成。

功效：活血祛瘀，清热解毒。

适应证：湿热瘀滞型肝癌黄疸。

4. 芦笋玉米须粥

原料：芦笋 50g，玉米须 200g，薏苡仁 50g，粳米 50g。

制作：先将鲜芦笋洗净，切碎后，盛入碗中，备用。再将玉米须洗净，切成小段，放入双层纱布袋中，扎紧袋口，与洗干净的薏苡仁、粳米同放入砂锅，加水适量，大火煮沸后，改用小火煨煮30分钟，取出玉米须纱袋，滤尽药汁，调入切碎的芦笋，继续用小火煨煮至薏苡仁熟烂如酥，粥黏稠即成。

功效：清热利湿，抗癌退黄。

适应证：湿热内蕴型肝癌伴发黄疸。

（四）湿瘀互结型

证候特点：肋下痞块巨大，质硬，腹痛且胀，按之如囊裹水，面黄或晦暗，小便短少，舌质暗淡或有瘀斑，苔白腻滑，脉沉濡。

1. 猕猴桃根炖肉汤

原料：鲜猕猴桃根100g，瘦猪肉200g。

制作：上两味合放锅内加水同煎，炖熟后吃肉喝汤。

功效：清热解毒，利湿活血。

适应证：肝癌肋下包块，腹痛腹胀，纳呆，乏力。

2. 香菇蒸鲤鱼

原料：鲤鱼1条，水发香菇50g，生姜100g，冬笋100g，冬瓜皮50g，火腿肉50g，料酒、盐少许。

制作：鱼洗净，冬笋、火腿切薄片，香菇切丁，姜、冬瓜皮切丝；将上述材料一起放入鱼腹中，并加入调料品，鱼放入盘中，部分剩余的火腿、笋、菇可以围在鱼的四周，加调料，上锅蒸熟即可。

功效：消肿利水，健脾益气。

适应证：肝癌胸腹水者。

（五）肝肾阴亏型

证候特点：胁肋疼痛，五心烦热，心悸少寐，头晕，食少，腹大如鼓，青筋暴露，甚则呕血、黑便等，舌红少苔，脉细而数。

1. 杞子冬麦蛋丁

原料：枸杞、冬麦各约10g，瘦猪肉30g，蛋5个。

制作：肉剁碎，蛋打碎隔水蒸切成粒状。将猪肉、枸杞、冬麦、蛋粒一起炒匀即可。

功效：养阴，补益肝肾。

适应证：肝癌手足心热、盗汗、头昏目涩、腰膝酸软者。

2. 猴头菇冬瓜田螺汤

原料：猴头菇 80g，冬瓜 500g，田螺 300g，白术 20g，陈皮 10g，生姜 1 片。

制作：将以上材料洗净切片后，放入砂锅中煲 3 小时左右，加食盐调味即可。

功效：健脾，佐以清热利水。

适应证：肝区疼痛，恶心纳差，面色萎黄，口苦咽干，小便赤黄，大便秘结，合并腹水的肝肾阴虚型患者。

（吴万垠　甘紫胭　蔡姣芝）

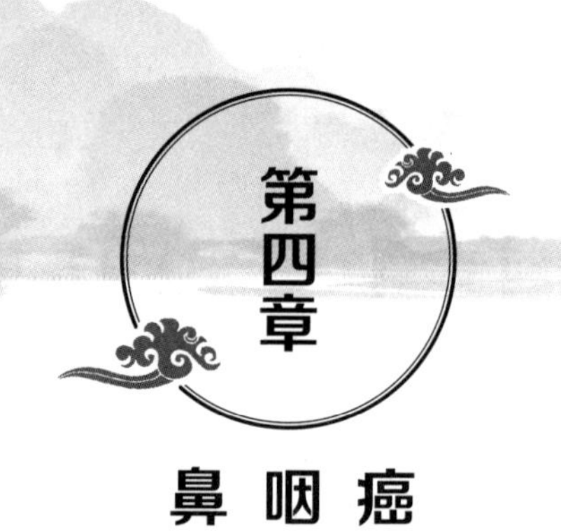

第四章 鼻咽癌

鼻咽癌是发生于鼻咽部的恶性肿瘤。鼻咽癌的发病率具有明显地理差异,在美国和西欧很罕见,在我国南部(广东、广西、湖南、福建、江西、香港)高发,占我国头颈部肿瘤的首位。从高风险地区移民到低风险地区的人群仍具有较高发病风险,但这一风险经历连续数代后通常降低。鼻咽癌的病因和危险因素主要有EB病毒感染、环境因素、饮食因素及遗传易感因素。鼻咽癌的临床表现主要为头痛、颈部包块、涕血、耳鸣等,西医主要治疗方案为放疗、挽救性手术、化疗、分子靶向治疗、免疫治疗等。早期鼻咽癌以放疗为主,预后相对较好,但放疗带来的毒副反应常常影响患者生活质量。

中医古籍中并无鼻咽癌病名。本病生长部位隐匿,由于古人条件有限,常常发展到晚期才发生相应症状,可归属于中医"鼻渊""鼻衄""失荣""恶核""控脑痧""瘰疬"等范畴。中医认为,正气亏虚是鼻咽癌发生的前提和根本原因,加之情志损伤,又因风、寒、暑、湿、燥、火六淫之邪侵入肺系,出现气血凝滞或痰浊凝结,经络受阻,形成局部积聚。中医认为,放疗为热性杀伤剂,热能化火,火毒蕴结,伤阴耗气,导致鼻咽癌放疗患者多见气阴两虚。中医药在调节鼻咽癌患者的全身功能、降低放化疗毒副反应、提高患者生存质量等方面均具有肯定的作用及独特优势。以下对临床上常用鼻咽癌疗法的药膳补充治疗分而述之。

一、放射治疗的药膳补充治疗

中医认为,放疗为火热之毒,易耗伤津液,食疗以益气养阴为主。

1. 沙参白果玉竹猪肉汤

原料：瘦猪肉60g，白果5个，沙参15g，玉竹15g，盐适量。

制法：瘦猪肉切片，白果去壳和心。将瘦肉、白果、沙参、玉竹一起放入盅内炖1.5小时左右，调味即可。

功效：养阴清肺。

适应证：鼻咽癌放疗后肺阴虚者，如口渴、干咳、咽痛等。

2. 百合银耳粥

原料：百合50g（鲜品加倍），银耳30g，粳米50g，蜂蜜15g。

制法：将银耳水发洗净，隔水煎炖至烂。粳米、百合洗净后入锅煮成粥，入银耳煮后入蜂蜜，温服。

功效：养阴润肺。

适应证：鼻咽癌放疗后阴虚肺热者，如口干口苦、干咳无痰或痰少带血、五心烦热、尿黄便结、舌红少津等。

3. 黄精玉竹饮

原料：黄精、玉竹各100g，白糖适量。

制法：将黄精、玉竹共煎汤，待凉后备用。加入白糖混匀后，即可饮用。

功效：益气养阴。

适应证：鼻咽癌放疗后气阴两虚者，如口干、神疲乏力等。

4. 洋参石斛饮

原料：西洋参10g，玉竹、石斛各30g，冰糖适量。

制法：先将西洋参、玉竹、石斛洗净，切片。放入电子炖盅内，加水500ml，隔水炖约1小时，取汁液加冰糖调味饮用。

功效：益气养阴。

适应证：鼻咽癌放疗后气阴两虚者，如口干、神疲乏力等。

5. 白芷炖燕窝

原料：燕窝10g，白芷10g，冰糖适量。

制法：将燕窝、白芷隔水炖至极烂，加冰糖适量，每日1次。

功效：行气通络。

适应证：鼻咽癌放疗后头晕者。

二、化学治疗的药膳补充治疗

化疗常见副反应为消化道反应、骨髓抑制等，食疗以扶正为主。

1. 桂圆膏

原料：桂圆肉 120g，党参 250g，沙参 150g，蜂蜜适量。

制法：将桂圆肉、党参、沙参放入锅中，加清水适量浸泡后，煎煮 20 分钟取药汁 1 次，加清水再煮，如此共取药汁 3 次，将 3 次所得药汁合并，用小火煎熬浓缩至黏稠如膏时，加入蜂蜜，煮沸即关火，冷却，装瓶。

用法：用沸水冲化炖服。每日 3 次，每次 50g，连食 7~10 日。

功效：健脾生血。

适应证：鼻咽癌化疗后骨髓抑制、头晕乏力者。

2. 党参怀山粥

原料：党参 30g，怀山药 30g，粳米 100g。

制法：将药材洗净，放入温水中浸泡 30 分钟，与粳米同放入砂锅，加清水适量，大火煮沸后改用小火煨煮 1 小时。

功效：益气健脾。

适应证：鼻咽癌化疗后纳差者。

三、分子靶向治疗的药膳补充治疗

分子靶向治疗的常见不良反应是皮疹、腹泻及口腔溃疡等。

1. 蒲公英白茅根芦根汤

原料：蒲公英 30g，白茅根 50g，芦根 50g。

制法：先将蒲公英、白茅根、芦根洗净，放入砂锅，加水适量，煎煮 30 分钟，去渣滤汁，频数饮服，当日吃完。

功效：清热凉血。

适应证：鼻咽癌分子靶向治疗后皮疹、口腔溃疡（有寒性腹泻者不建议食用)。

2. 金银花连翘粥

原料:鲜金银花50g(或干药材30g),连翘20g,甘草20g,粳米100g。

制法:金银花、连翘及甘草加水煮1小时,过滤取汁,加粳米煮成粥食用。

功效:清热解毒。

适应证:鼻咽癌分子靶向治疗后口腔溃疡及皮疹明显者(腹泻患者不建议食用)。

3. 党参薏仁怀山粥

原料:党参、薏苡仁、怀山药各30g,粳米100g。

制法:将药材洗净,放入温水中浸泡30分钟,与粳米同放入砂锅,加清水适量,大火煮沸后改用小火煨煮1小时。

功效:健脾止泻。

适应证:鼻咽癌分子靶向治疗后脾虚腹泻者。

4. 红萝卜茅根竹蔗马蹄水

原料:红萝卜1个,鲜茅根2两,竹蔗半斤,马蹄半斤,盐或蜜枣依个人口味适量。

制法:全部材料洗干净,红萝卜切块,鲜茅根折成小段,竹蔗切成小块,马蹄削皮切成两半。所有材料加水800ml,大火煮开后,转小火煲50分钟。

功效:清热凉血,健脾和胃。

适应证:鼻咽癌分子靶向治疗相关口腔溃疡。

四、手术治疗的药膳补充治疗

手术治疗易损伤气血,导致气血亏虚。围手术期的食疗以益气扶正、调理气血为主。

1. 补虚正气粥

原料:黄芪50g,太子参10g,粳米150g,盐适量。

制法：黄芪、太子参冷水浸泡半小时后，入砂锅煮沸，再改小火煎取浓汁，再把粳米和药液、清水加在一起，文火煮至粥熟。粥成后，适当调味。

功效：补气扶虚，健脾益胃。

适应证：鼻咽癌术前或术后正气不足、疲倦乏力者。

2. 归芪参枣炖鸡汤

原料：当归 10g，黄芪 60g，党参 30g，光鸡 1 只（约 500g），大枣 10 枚，盐适量。

制法：当归、黄芪、党参、大枣洗净备用，光鸡去内脏及头颈；将以上所有配料和鸡一起放入盅内，加适量水炖 2 小时左右，调味即可。

功效：益气生血。

适应证：鼻咽癌术后气虚、血虚者。

五、单纯中医药治疗的药膳补充治疗

（一）气阴两虚型

证候特点：口鼻息热，咽干口苦，干咳无痰或痰少带血，五心烦热，疲惫少神，尿黄便结，舌红少津，脉细数。

1. 沙参白果玉竹猪肉汤

原料：瘦猪肉 60g，白果 5 个，沙参 15g，玉竹 15g，盐适量。

制法：瘦猪肉切片，白果去壳和心。将瘦肉、白果、沙参、玉竹一起放入盅内炖 1 小时左右，调味即可。

功效：养阴清热。

适应证：鼻咽癌放化疗后口干、咽痛者。

2. 百合银耳粥

原料：百合 50g（鲜品加倍），银耳 30g，粳米 50g，蜂蜜 15g。

制法：将银耳水发洗净，隔水煎炖至烂。粳米、百合洗净后入锅煮成粥，入银耳煮后入蜂蜜（糖尿病患者不加蜂蜜），温服。

功效：健脾养阴。

适应证：鼻咽癌化疗后纳差、口干者。

3. 黄精玉竹饮

原料：黄精、玉竹各100g，白糖适量。

制法：将黄精、玉竹共煎汤，待凉后备用。加入白糖混匀后，即可饮用。

功效：健脾补肾养阴。

适应证：鼻咽癌化疗后乏力、口干者。

4. 养津饮

原料：雪梨干、芦根各50g，天花粉、玄参、芥菜各20g。

制法：以上同煎，去渣取汁，每日1次，分2次温服。

功效：养阴清热。

适应证：鼻咽癌放化疗后口干明显者。

5. 西洋参银耳马蹄羹

原料：西洋参10g，银耳50g，马蹄100g，白糖20g（糖尿病患者不加糖）。

制法：水煎，饮羹。

功效：益气养阴。

适应证：鼻咽癌放化疗后疲倦、口干者。

6. 洋参石斛饮

原料：西洋参10g，玉竹、石斛各30g，冰糖适量。

制法：先将西洋参、玉竹、石斛洗净，切片。放入电子炖盅内，加水500ml，隔水炖约1小时，取汁液，加冰糖调味饮用。

功效：益气养阴。

适应证：鼻咽癌放化疗后口干、乏力者。

（二）瘀血阻络型

证候特点：头刺痛，耳闷胀，涕血紫黑，胸闷，胁痛，舌质暗红，有瘀斑，脉弦。

1. 龟桃解毒汤

原料：柴胡9g，桃仁9g，白术15g，白花蛇舌草30g，乌龟1只。

制法：以上药材煎汤去渣后，加剔净乌龟 1 只炖熟，吃龟喝汤，每 2~3 大 1 剂。

功效：行气化瘀。

适应证：鼻咽癌合并头刺痛、胁肋部疼痛者。

2. 银花橘皮饮

原料：橘皮（鲜）30g，金银花 25g，山楂 10g，蜂蜜 250g。

制法：将橘皮、金银花、山楂放入锅内烧沸 3 分钟，将药汁滤出，加水煎熬 3 分钟，滤出药汁；将 2 次药汁一起放入锅内烧沸后，加入蜂蜜即可。

功效：清热化瘀。

适应证：鼻咽癌合并咽痛、涕血紫黑者。

3. 川芎白芷蜜饮

原料：川芎 15g，白芷 10g，细辛 5g，苍耳子 10g，蜂蜜 30g。

制法：先将川芎、白芷、细辛、苍耳子分别洗净，晾干或晒干，切碎后，布过滤，去渣，取滤汁放入容器，待其温热时，兑入蜂蜜，拌和均匀即成。

功效：化瘀止痛。

适应证：鼻咽癌合并头刺痛、耳闷胀者。

（三）热毒蕴结型

证候特点：头痛，鼻塞，流浊涕，可有脓血，耳聋耳鸣，口苦咽干，口渴，尿黄便秘，舌红苔黄，脉弦数。

1. 菊花饮

原料：野菊花 15g（新鲜加倍），冰糖 20g。

制法：将野菊花放入开水中浸泡，凉后放入冰糖，代茶饮，每日服用 2 次。

功效：清热解毒。

适应证：鼻咽癌合并咽痛声嘶、口渴者。

2. 清热解毒汤

原料：白花蛇舌草 30g，半枝莲 10g，大枣 20 枚，五味子 10g，赤小豆100g。

制法：上述材料加水煮2小时，煎汤，每日数次饮服。

功效：清热凉血解毒。

适应证：鼻咽癌合并头痛、鼻塞流浊涕、耳聋耳鸣者。

3. 罗汉果茶

原料：罗汉果。

制法：每年9—10月间罗汉果成熟时采摘，置地板上使其成熟，10天后果皮转黄再用火烘烤，制成叩之有声的干燥果实，择量切成片，放在有盖杯中，以沸水冲泡，加盖，闷15分钟即可。当茶，频频饮用，一般可冲泡3~5次。

功效：清热解毒。

适应证：鼻咽癌合并咽痛、口渴者。

4. 龙胆菊花饮

原料：龙胆5g，野菊花10g，苍耳子10g，白芷10g，蜂蜜30g。

制法：先将龙胆、野菊花、苍耳子、白芷分别拣杂，洗净，晾干或晒干，切碎，同放入砂锅，加水浸泡片刻，煎煮30分钟，用洁净纱布过滤、去渣，取滤汁放入容器，待其温热时兑入蜂蜜，搅和均匀即成。

功效：清热解毒。

适应证：鼻咽癌合并头痛、鼻塞流浊涕、耳聋耳鸣者。

5. 石斛生地绿豆汤

原料：石斛12g，生地黄15g（以上用纱布包），绿豆100g，冰糖适量。

制法：用适量水煮石斛、生地黄、绿豆，至绿豆熟烂，取出药渣，加入适量冰糖，分次服用。

功效：滋阴清热。

适应证：鼻咽癌合并咽干、鼻干、口渴者。

6. 茅根芦根茶

原料：鲜茅根、鲜芦根各30g。

制法：以上材料煎汤代茶饮。

功效：清热生津。

适应证：鼻咽癌合并咽干咽痛者。

7. 菊花麦冬茶

原料：杭菊花30g，麦冬30g，冰糖适量。

制法：先将麦冬洗干净，加水约500ml，煮约20分钟，再将杭菊花放入煮约5分钟，去渣，加入冰糖，代茶饮服。

功效：益阴清热。

适应证：鼻咽癌合并咽干咽痛、眼睛干涩者。

（四）痰气郁结型

证候特点：头痛头重，颈项痰核累累，兼有鼻衄口苦，呕恶纳差，精神郁闷，舌质暗，脉滑弦。

1. 海带冬菇海贝汤

原料：海带50g，冬菇50g，海贝60g。

制法：将海带、冬菇洗净，切成丝，放入鲜贝肉、盐、葱、姜、蒜、料酒，煮1个小时，出锅后淋上香油即可。

功效：软坚散结。

适应证：鼻咽癌合并颈部淋巴结肿大者。

2. 山药莲苡汤

原料：山药30g、莲子（去心）30g，薏苡仁30g。

制法：以上加水适量，慢火炖熟，加白糖少许，每日1次。

功效：健脾清心。

适应证：鼻咽癌合并呕恶纳差、精神郁闷者。

3. 无花果炖肉

原料：鲜无花果120g，瘦猪肉120g。

制法：分别洗净切块，同入锅中加水适量，加调料适量，煮至肉烂，喝汤吃肉。

功效：清热生津，健脾开胃。

适应证：鼻咽癌合并咽干咽痛、纳差者。

4. 薏苡枣仁猪肉粥

原料：薏苡仁 30g，酸枣仁 10g，麦门冬 10g，山楂 15g，瘦猪肉 60g。

制法：将原料文火煮成粥，饮汤吃肉。

功效：开胃生津。

适应证：鼻咽癌合并纳差者。

（五）气血两虚型

证候特点：面色苍白无华，头晕目眩，乏力气短，纳差，或面目浮肿，腹满，脉沉细濡或细数。

1. 贞芪虫草香菇鸭

原料：女贞子 30g，生黄芪 50g，冬虫夏草 20g，肥鸭 1 只。

制法：女贞子、生黄芪、冬虫夏草洗净后入砂锅，加葱、姜、料酒、盐和水，炖至鸭肉脱骨，去药，食肉及香菇，饮汤，作菜肴分次服用。

功效：滋阴补气。

适应证：鼻咽癌合并头晕目眩、乏力气短者。

2. 白凤膏

原料：白鸭 1 只，大枣肉 60g，人参 5~10g（或党参 15g），茯苓 10g，白术 10g。

制法：将鸭血冲服，再在鸭肚中加大枣肉、人参、茯苓、白术，文火煨熟，吃鸭及枣。

功效：滋阴生津，大补元气。

适应证：鼻咽癌合并面色无华、头晕目眩、乏力气短者。

3. 桂圆膏

原料：桂圆肉 120g，党参 250g，沙参 150g，蜂蜜适量。

制法：将桂圆肉、党参、沙参放入锅中，加清水适量浸泡后，煎煮 20 分钟取药汁 1 次，加清水再煮，如此共取药汁 3 次，将 3 次所得药汁合并，用小火煎熬浓缩至黏稠如膏时，加入蜂蜜，煮沸即关火，冷却，装瓶。用沸水冲化炖服。每日 3 次，每次 50g，连食

7~10 日。

功效:益气补血。

适应证:鼻咽癌合并面色无华、头晕目眩、乏力者。

4. 甲鱼汤

原料:黄芪 30g,枸杞 30g,党参 15g,大枣 10 枚,甲鱼 500g。

制法:甲鱼去内脏后切块,与黄芪、枸杞、党参、大枣一起放入锅内,加水煲汤后去药渣调味即成。

功效:滋阴补气。

适应证:鼻咽癌合并乏力头晕、腰膝酸软者。

(吴万垠　甘紫胭　蔡姣芝)

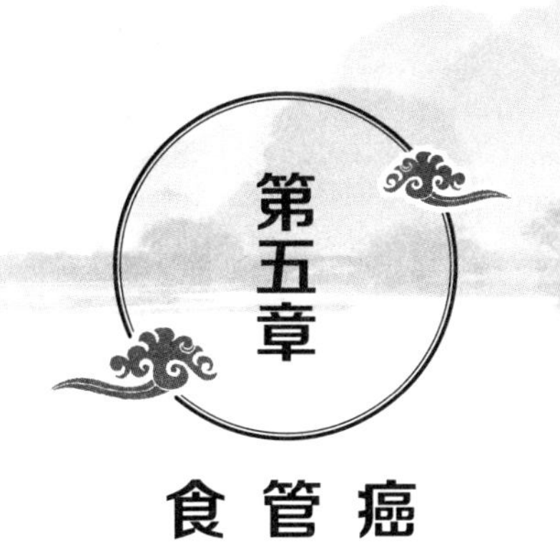

食管癌

食管癌是指发生于食管黏膜上皮的恶性肿瘤，是全球肿瘤中最常见的恶性肿瘤之一，病死率高；发病部位以食管中、下段居多，各占食管癌40%以上；以进行性吞下困难，食物反流，咽下疼痛为主要临床特征。我国是食管癌的高发国家，食管癌死亡占全国恶性肿瘤死亡比例仅次于胃癌。患者平均生存期不到2年，5年生存率低于15%。我国以太行山地区、秦岭东部地区、大别山区、四川北部地区、闽南和广东潮汕地区、苏北地区为高发区。

食管癌属于中医“反胃”“噎膈”“癥瘕”等范畴。《素问·阴阳别论》谓：“三阳结谓之隔。”陈言《三因极一病证方论·五噎证治》指出：“喜怒不常，忧思过度，恐虑无时，郁而生涎，涎与气搏，升而不降，逆害饮食，与五膈同，但此在咽嗌，故名五噎。”朱丹溪在《脉因证治·噎膈》中指出噎膈发病“血液俱耗，胃脘亦槁”，提出“润养津血，降火散结”的治疗大法。叶天士在《临证指南医案·噎膈反胃》中明确提出“脘管窄隘”为噎膈的病机。总结历代医家对噎膈的论述，主要与七情内伤、饮食不节、年老体虚有关，痰、气、瘀交阻，食管梗阻成病。脾胃为气机升降之枢纽。脾胃受损，正气亏虚，导致气虚、血瘀、痰结、毒邪蕴热，四者互为因果，前后相兼，积聚遂成。脾胃亏虚是食管癌主要的病因病机。

根据病理类型，食管癌可分为鳞状细胞癌、腺癌。虽然手术治疗、(新)辅助治疗对食管癌预后有所改善，但食管癌患者的整体存活率还是比其他实体肿瘤差。手术治疗的5年生存率约为30%，局部晚期食管癌放化疗的5年生存率更低。食管癌与大多数肿瘤相似,早期症状不明显,多数患者确诊时已失去手术机会。不符合手术指征的患者,因为肿瘤外侵,或广泛转移,只能采取保守治疗。中晚期食管癌需配合内科治疗,治疗手段主要是放化疗配合其他学科综合治疗。中医药治疗食管癌日益受到重视,在整体观念指导下辨证施治,联合西医学综合治疗已成为食管癌治疗的新思路。合理的食疗和药膳可减轻患者不良反应、增强疗效,起到补充治疗作用。以下对临床上常用食管癌疗法的药膳补充治疗分而述之。

一、手术治疗的药膳补充治疗

手术后需禁食,因术后3~4日吻合口处于充血水肿期,胃肠蠕动尚未恢复正常,等到第6天左右,拔除胃肠减压管,24小时无呼吸困难、胸痛等吻合口瘘的表现,可开始进食。原则:少量多餐,由稀到干,食量逐渐增多。术后气血虚为主的患者可按阶段服以下药膳:术后第6天,可先少量喝水。每次5~10ml,无腹胀、胸痛,隔2小时再喝1次;第8天,可服用米汤;第10天后,可服用韭汁牛奶饮;第14天后,可食用牛奶粥、噎膈膏等。术后3周无特殊不适,基本可普食,但避免生冷、硬物;再辅以韭汁牛奶饮、噎膈膏等。以下举一些食管癌术后恢复期的药膳。

1. 韭汁牛奶饮

原料:新鲜牛奶250ml,新鲜韭菜、新鲜生姜各适量。

制法:分别将韭菜、生姜洗净切碎,用纱布绞汁,取韭菜汁40ml、生姜汁10ml,与牛奶混合和匀,隔水炖热。稍温饮服。

功效:温阳补虚,和胃降逆。

适应证:适用于食管癌术后胃气不利、嗳气呃逆者。

2. 牛奶粥

原料:新鲜牛奶250ml,粳米60g。

制法:先将粳米煮粥,待粥将成时,加入牛奶,再煮一二沸即可。稍温饮服。

功效：补中益气，健脾和胃。

适应证：适用于食管癌术后脾胃气虚、乏力、食欲不振者。

3. 噎膈膏

原料：人参 10g，芦根、龙眼肉各 30g，人乳、蔗汁、梨汁各 100ml，生姜汁 10ml，蜂蜜适量。（人乳可用牛乳代替）

制法：将人参、芦根、龙眼肉加水适量，煎煮取汁 100ml，与人乳、蔗汁、梨汁、生姜汁混合和匀，隔水炖成膏状，加入蜂蜜拌匀即可。每次 1 汤匙，开水冲服，一日 3 次。

功效：益气养阴，清热化痰。

适应证：适用于食管癌术后气阴两虚、乏力、厌食、口干咽燥者。[李华兴，孟志强．食管癌治疗期的药膳食疗[J]. 抗癌，2007，19(3):36-38.]

4. 姜汁半夏怀山粥

原料：生姜汁 1 小杯，半夏（制）20g，怀山药 40g，糯米适量。

制法：半夏煎汁滤渣，留汤备用。砂锅放清水煮沸，放入洗净的糯米和怀山药，熬至糯米熟透后，加入生姜汁、半夏汁，再加食盐调味即成。

功效：健脾益气。

适应证：适用于食管癌术前或术后正气不足、饮食不下、倦怠无力者。

5. 归芪炖鸡

原料：母鸡 1 000g，当归 25g，黄芪 30g，肉桂 5g，葱、姜、精盐、黄酒各适量。

制法：母鸡宰杀洗净，将调料放入鸡腹内，炖至鸡肉熟烂即可，食肉喝汤。

功效：健脾益气补血。

适应证：主要用于手术前后气虚、胃纳欠佳、乏力者。（当归补血生血，黄芪健脾益气，肉桂温阳扶正。服用后，出现口干等燥热症状时，可去肉桂，当归、黄芪减量）

6. 紫苏醋散

原料：紫苏 30g，醋适量。

制法：将紫苏研成细末，加水 1 500ml，水煮过滤取汁。加等量醋后，再煮干。每日 3 次，每次 1.5g。

功效：理气宽胸。

适应证：适用于食管癌术后胃气不利、频频嗳气者。

7. 麦芽青皮饮

原料：生麦芽 30g，青皮 10g。

制法：用水同煮麦芽、青皮，去渣取汁，当茶饮用。

功效：健脾理气。

适应证：主要用于食管癌术后纳谷不香、胃气不利者。

8. 生姜汁

原料：鲜生姜适量。

制法：将姜洗净并切成小块，用干净纱布包好，绞取汁。每次 5~10ml，每日 2 次。

功效：温胃和中。

适应证：主要用于食管癌术后中阳虚损、寒饮内停、胃气上逆者。

9. 猴头菇海带汤

原料：猴头菇 30g，海带丝 20g，熟地黄 15g，当归 12g，桃仁 10g，红花 6g，高汤、油、盐、姜末适量。

制法：热水泡发猴头菇，削去底部木质部分，洗净泥沙，切片。当归、桃仁、熟地黄、红花装入纱布袋内，扎紧袋口。海带丝用水洗一下。将纱布袋放入锅内，加水煎出药汁，拣去纱布药袋，留药汁待用。另取一锅烧热，放入油，加热至六成热时，放入猴头菇、海带丝、盐、姜末，快炒几下。倒入药汁、高汤煮沸，调味，即可食用。每天服用 1 次，连服 20~30 天为 1 个疗程。

功效：补气养血，活血软坚，滋阴，益脾胃。

适应证：适用于食管癌术后气血不足、脾胃虚弱者。（周时正

《癌症病人食疗手册》)

二、化学治疗的药膳补充治疗

化疗常造成消化道反应和骨髓抑制。食疗应以调理脾胃、和胃止呕为则。增强食欲,宜多吃一些营养丰富的食物。

1. 菱角粥

原料:菱角肉或老菱粉30g,粳米50g,白糖少许。

制法:将菱角肉或老菱粉与粳米同置锅中,加水适量煮粥,入白糖少许,凉温后即可食用,每日早晚各服1次。

功效:益气健脾止泻。

适应证:主要用于食管癌化疗后腹泻者。

2. 胡椒半夏散

原料:白胡椒、姜半夏各等量。

制法:混合在一起研成末,温开水送服。每次服2g,每日服2~3次。

功效:温中和胃止吐。

适应证:主要适用于食管癌化疗后恶心呕吐者。

3. 金砂鱼肚乌鸡羹

原料:鸡内金5g,砂仁6g,鱼肚(鱼鳔)50g,乌鸡150g。

制法:鸡内金研末,砂仁打碎,鱼肚浸软切细丝,乌鸡剁细末。先用清水适量,文火炖鱼肚至大部分溶化,再放入砂仁、乌鸡肉末、鸡内金末,用文火炖40分钟,加盐、姜末、葱花调味温服。

功效:健脾理气,养胃益肾。

适应证:主要适用于食管癌化疗后恶心、纳差、虚弱者。

4. 参薏粥

原料:沙参15g,莱菔子9g,旋覆花9g(布包),生薏苡仁30g。

制法:前3味药煎汤去渣,加入生薏苡仁,煮烂成稀粥,每日1剂,早晚加糖服下。

功效:健脾祛湿,降逆理气。

适应证：适用于食管癌化疗后恶心呕吐、食欲不振者。

5. 枸杞乌骨鸡

原料：枸杞30g，乌骨鸡100g，调料适量。

制法：将枸杞、乌骨鸡加调料后煮烂，然后打成匀浆或加适量淀粉或米汤，成薄糊状，煮沸即成，每日多次服用。

功效：补虚强身，滋阴退热。

适应证：适用于食管癌化疗后体质虚弱者。

6. 蔗姜汁饮

原料：甘蔗汁1杯，生姜汁1杯。

制法：将甘蔗削皮榨汁，生姜切片、捣碎压汁（或用白纱布绞汁）。将甘蔗汁、生姜汁混匀，放入杯中隔水加温服用。

功效：和胃降逆，滋阴润燥，健胃消痰。

适应证：适用于食管癌化疗后胃阴虚、恶心呕吐、影响进食者。

7. 蒲葵子饮

原料：蒲葵子50g，大枣6枚，白糖20g。

制法：将蒲葵子、大枣洗净去核，放入瓦锅内，加清水适量，置武火上烧沸，再用文火煎煮25分钟，过滤去渣，在汁液内加入白糖，搅匀即成。每日3次，每次饮100ml。

功效：补气血，消癌肿。

适应证：适用于食管癌化疗后血虚者。

三、放射治疗的药膳补充治疗

放疗期间最常见急性放射性食管炎和气管炎。放疗的第1~2周，由于食管黏膜水肿可出现暂时性吞咽困难，而在第3~4周，可因放射性食管炎而出现吞咽和进食疼痛或胸骨后烧灼感或隐痛。中医多认为是胃阴受损、阴虚内热所致，故此时可服用养阴清热食物。

1. 五汁饮

原料：雪梨、荸荠、芦根、麦冬、藕（或甘蔗）各适量。

制法：雪梨、荸荠、芦根、麦冬、藕（或甘蔗）分别榨汁。取雪梨汁 20ml、芦根汁 15ml、荸荠汁 10ml、麦冬汁 10ml、藕汁（或甘蔗汁）10ml，或按上述比例混合，频频凉服，不喜凉服者也可炖汤微温服下。

功效：益胃养阴，清热生津。

适应证：主要用于食管癌放疗期间出现吞咽困难、胸骨后有烧灼感者。

2. 杏仁桂圆炖银耳

原料：干银耳 30g，南杏仁 15g，北杏仁 6g，干桂圆肉 15g，冰糖 60g。

制法：温水泡发银耳，洗净泥沙，上蒸笼先蒸 1 小时。开水泡杏仁 15 分钟，去皮。干桂圆肉用清水洗净，浸 10 分钟，与杏仁一起上蒸笼蒸 1 小时。银耳、杏仁、桂圆肉放在一起，加冰糖、水，再蒸 15 分钟即可。每天分 2 次饮用，连服 15~20 天。

功效：滋阴益气，养血润燥，健胃润肺，化痰抗癌。

适应证：主要用于食管癌放疗后咳嗽、气血不足者。

3. 茉莉花糖水

原料：茉莉花 5g，白糖 10g。

制法：将茉莉花、白糖加水 1 500ml，煮沸，去渣取汁，不拘时饮用。

功效：清热理气。

适应证：适用于食管癌放疗后痰气交阻者，症见吞咽不利、胸膈痞闷、呃逆频频者。

4. 鸡蛋菊花汤

原料：鸡蛋 1 个，菊花 5g，藕汁适量，陈醋少许。

制法：将鸡蛋液与菊花、藕汁、陈醋调匀后，隔水蒸炖熟后即成，每日 1 次。

功效：清热化瘀。

适应证：主要用于食管癌放疗后瘀毒内结者，症见胸膈疼痛、固定不移,食不得下或食下而复吐出,甚至饮水难下。

四、微创介入治疗的药膳补充治疗

食管癌常用介入治疗手段包括动脉灌注化疗和食管支架植入等,常见不良反应有恶心、呕吐、胸骨后疼痛、异物感、咳嗽等。食疗原则以健脾理气、化瘀止痛为主。

1. 半夏薏苡仁粥

原料:姜半夏 10g,薏苡仁 30g,粳米 60g,白糖适量。

制法:先将姜半夏研末,每次 3g,再将薏苡仁、粳米洗净加水适量,煮成稀粥。然后调入半夏末、白糖,稍煮即成。

功效:健脾祛湿,和胃降逆。

适应证:适用于食管癌介入治疗后食欲不振、恶心呕吐者。

2. 刀豆梨

原料:大梨 1 个,刀豆 49 粒,红糖 30g。

制法:将梨挖去核,放满刀豆,再封盖好,连同剩余刀豆同放碗中。入笼蒸 1 小时,去净刀豆后即成,吃梨喝汤。

功效:利咽消肿。

适应证:适用于食管癌介入治疗后咽部不利、有异物感者。

3. 瓜蒌饼

原料:去籽瓜蒌瓤 250g,白糖 100g,面粉 800g。

制法:以小火煨熬瓜蒌瓤,拌匀压成馅备用。白糖加温水融化后,与面粉做成面团,包馅后制成面饼,烙熟或蒸熟食用。

功效:清热止咳。

适应证:适用于食管癌介入治疗后咳喘者。

4. 丁香梨

原料:大雪梨 1 个,丁香 15 粒,冰糖 20g。

制法:将梨洗净削去表皮,再洗干净,用牙签均匀地在梨上戳 15 个小孔;将丁香入梨内,再把梨子装在盅内,盅口用纸封严,放入蒸笼内,锅盖四周都有蒸汽冒出后蒸约 30 分钟即可。在锅内将冰糖加水少许溶化，熬成糖汁待用。取出梨盅后，揭去纸，将梨倒在盘内，扣去丁香，浇上冰糖即可。吃梨。

功效：理气化痰，益胃降逆止呕。

适应证：适用于食管癌介入治疗后恶心呕吐、口干者。（世界中医药学会联合会北京御方堂中医门诊部）

5. 小麦煮海带

原料：海带 100g，小麦 50g。

制法：将海带洗净，与小麦加水同煮，至小麦烂熟时，滤取汁液，留海带。每次服汁液 10ml，同时拣取海带嚼食。每日数次，随时服用，不限时间。

功效：软坚散结。

适应证：适用于食管癌介入治疗后胸膈疼痛者。

五、单纯中医药治疗的药膳补充治疗

部分患者仅单纯接受中医药治疗，此类患者也可配合药膳治疗。在中医辨证论治的基础上也可辨证施膳。

（一）痰气交阻

证候特点：吞咽不利，胸膈痞闷，呃逆频频，纳谷不香，舌红苔薄腻，脉弦滑。

1. 核葵煮鸡蛋

原料：核桃青枝梢 120g，龙葵 30g，生鸡蛋 4 个。

制法：核桃青枝梢切碎，与龙葵同煮 20 分钟，放入鸡蛋煮熟后去皮，在鸡蛋上用竹签扎遍小孔，再煮 2 小时，每日早晚各 2 个，空腹服用。连服 1 个月，停 1 周后继续服用。

功效：行气化瘀，除痰解毒，扶正抗邪。

适应证：食管癌吞咽不利、胸膈痞闷者。

2. 羊乳饮

原料：羊乳 250ml，竹沥水 15ml，蜂蜜适量。

制法：文火烧沸即可。不拘时，少量频服。

功效：理气活血化痰。

适应证：食管癌痰多者。

3. 萝卜蜜浆饮

原料：红萝卜 1 000g，明矾 10g，蜂蜜 150g。

制法：将萝卜加水 300ml，水煎去渣，续将明矾、蜂蜜加入萝卜汁内即成。每日 3 次，早晚空腹服，每次 50ml。

功效：理气化痰开结。

适应证：食管癌吞咽不利、胸膈痞闷、呃逆频频者。

（二）瘀毒内结

证候特点：胸膈疼痛，固定不移，食不得下或食下而复吐出，甚至饮水难下，大便秘结，舌暗红、有瘀斑或瘀点，苔薄白，脉细涩。

1. 糟茄

原料：紫茄子 300g，食盐 500g，酒糟 250g。

制法：将茄子用食盐、酒糟拌好，密封于瓷罐内，1 个月后可食用，每日 30g 左右佐餐，连服 3~4 周。

功效：清热解毒，散结消肿。

适应证：食管癌胸膈疼痛、固定不移，吞咽不利者。

2. 海蛭鱼虱散

原料：海藻、水蛭、鱼虱子各等量，鲜韭菜汁、鲜牛奶各适量。

制法：将海藻、水蛭、鱼虱子焙干研末。韭菜汁与牛奶混合备用。每日 3 次，每次 6g，牛奶韭菜汁送下，连服 15 天。

功效：活血化瘀散结。

适应证：适用于食管癌滴水难下、梗塞疼痛者。

3. 蒜鲫鱼

原料：活鲫鱼 1 条（约 300g），大蒜适量。

制法：鱼去肠杂留鳞，大蒜切成细块，填入鱼腹，纸包封泥，晒干后用炭火烧干，研成细末即成。每日 3 次，每次 3g，用米汤送服。

功效：解毒、消肿。

适应证：适用于食管癌初期吞咽不利、食欲不振者。

4. 双花饮

原料：金银花各 500g，菊花 500g，山楂 500g，精制蜜 500g，食用香精 20ml。

制法：将金银花用水泡洗，与山楂、菊花一同放入锅内，加入清水 3 000ml。用文火烧沸 30 分钟后，取汁备用。将蜂蜜用文火加热保持微沸，烧至色微黄，黏手成丝即可。将蜂蜜缓缓倒入药汁内，搅匀，待蜜全部融化后，过滤去渣，冷却后即成，每次 50~100ml，每日 2 次。

功效：活血化瘀，解毒散结。

适应证：适用于食管癌吞咽不利、胸膈疼痛固定不移、食入不下者。

（三）津亏热结

证候特点：吞咽梗塞疼痛，固体食物难进，汤水可下，形体逐渐消瘦，口干咽燥，五心烦热，舌红少津，脉弦细弱。

1. 荠菜炒白果

原料：白果 80g，荠菜 100g，盐、白糖适量。

制法：将白果煮熟去壳，荠菜洗净切末，白果、荠菜放入锅中炒熟，放入糖、盐入味即可。

功效：清热养阴。

适应证：适用于食管癌口干、咽燥、五心烦热者。

2. 生芦根粥

原料：鲜芦根 30g，红米 50g。

制法：用清水 1 500ml 煎煮芦根，取汁 1 000ml，加米于汁中煮粥即成。

功效：清热生津。

适应证：适用于食管癌口干、咽燥者。

3. 三汁饮

原料：麦冬 10g，生地黄 15g，藕适量。

制法：将生地黄切片，与麦冬同熬 30 分钟，去渣留汁待用。将藕切片，加水熬煮30分钟，去渣留汁。将两汁合并，入瓶中即可。不拘时，少量频服。

功效：清热养阴。

适应证：适用于食管癌咽部不利、口干者。

（四）气虚阳微

证候特点：饮食不下，倦怠无力，面色皖白，形寒气短，口吐清涎，面目浮肿，便溏，舌淡苔白，脉细弱。

1. 鹅血韭菜汁

原料：新鲜鹅血20g，韭菜250g，黄酒适量。

制法：韭菜洗净绞汁100ml备用，用注射器从鹅翅膀下抽取静脉血20ml，趁热兑入韭菜汁中，边搅边饮，继而黄酒冲服。

功效：健脾活血，化痰散结。

适应证：适用于食管癌体质虚弱，咳嗽咳痰、呕吐、食欲不振者。

2. 参芪鹅肉汤

原料：人参30g，黄芪25g，鹅1只（约1 500g），枸杞35g，大枣10枚，生姜15g，料酒、食盐、大蒜、酱油、胡椒粉、葱适量。

制法：将鹅杀后，去毛及肠杂，洗净待用；人参、黄芪水浸后，切成片；大枣去核；生姜洗净切片。上料一并装入鹅腹内，以线缝合，置砂锅中，加入食盐和适量清水，用武火烧沸后，再用文火慢煮，加入调料，煨炖至熟烂后，取出药物，加入调味品调味即可。食肉饮汤。隔2日1剂，连续服食3~5剂。

功效：补脾益胃，益气养阴，补虚健体。

适应证：适用于食管癌气虚阳微、呃逆频频、呕吐清涎者。[谭鹏飞.食管癌的药膳治疗[J].药膳食疗，2002(4):23-24.]

（吴万根 杨丽娜 蔡姣芝）

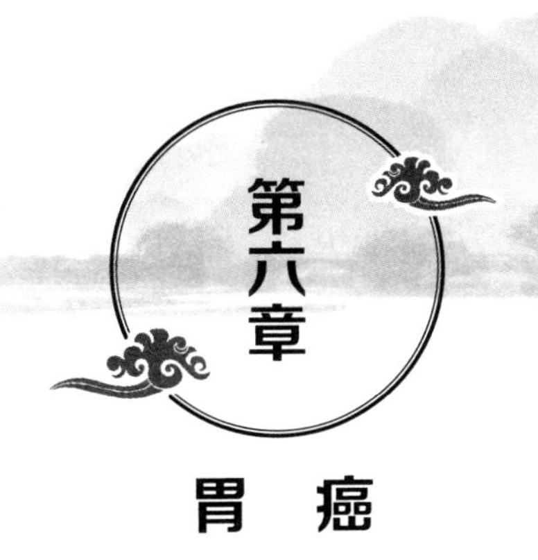

胃 癌

胃癌是全球最常见的消化道恶性肿瘤之一。亚洲日本、韩国及我国是胃癌高发区。我国每年新发病例约 40 万，占世界总发病例数的 42%。在我国，胃癌基本均居恶性肿瘤发病率及死亡率顺位的前 3 位。高发地区主要集中在西北三省（青海、宁夏、甘肃）、东南沿海（福建、山东）及东北三省（辽宁、吉林、黑龙江）。发病率大致由北向南、由沿海向内地逐渐下降。在临床上以早诊断、早治疗为主要原则，对早期癌瘤病灶采取手术治疗，中晚期胃癌大多已转移或易于术后复发，尤其是有淋巴结转移者，局部复发率高达 80% 以上，即使早期胃癌行根治切除术后仍有 50% 的概率转移和复发。晚期胃癌的治疗依然困难重重，难以改善，预后较差，5 年生存率<10%。

临床多表现为胃脘胀痛、食欲减退、神疲乏力、反酸、嗳气、黑便、消瘦等。中医本无胃癌病名，根据临床表现属于“胃脘痛”“胃反”“伏梁”“积聚”“噎膈”等范畴。如《素问·阴阳别论》谓：“三阳结谓之隔。”《素问·至真要大论》记载：“胃脘当心而痛，上支两胁，鬲咽不通。”《素问·腹中论》认为：“病有少腹盛，上下左右皆有根……病名伏梁……裹大脓血，居肠胃之外，不可治，治之每切按之致死。”《金匮要略》提出“胃反”之病名，曰：“趺阳脉浮而涩，浮则为虚，涩则伤脾，脾伤则不磨，朝食暮吐，暮食朝吐，宿谷不化，名曰胃反。”《灵枢·百病始生》认为：“不得虚，邪不能独伤人。”《脾胃论·脾胃虚实传变论》：“元气之充足，皆由脾胃之气无所伤，而后乃能滋养元气。若胃气之本弱，饮食自倍，则脾胃之气既伤，而元气亦不能充,而诸病之所由生也。”多数医家学者认为,胃癌是由于饮食不节、情志失调、劳倦内伤及外感邪毒内犯,导致脾胃亏虚,运化失司,发生食积、痰结、气滞、血瘀、热毒等一系列病理变化,最终导致癌肿形成。其病理机制是本虚标实,本虚以脾虚为主,标实则以癌毒、痰结、血瘀、气滞为主。中医治疗本病以辨证论治为核心,不同证型分别用药,在提高患者生存率,延长生存期,改善生存质量,抗肿瘤生长、复发及转移和减轻化疗毒副作用等方面有一定作用。合理的食疗和药膳可减轻患者不良反应、增强疗效,起到补充治疗作用。以下对临床上常用胃癌疗法的药膳补充治疗分而述之。

一、手术治疗的药膳补充治疗

胃癌术后患者,因其全胃或大部分胃已被切除,必然会影响胃肠道消化功能,从而出现食欲不振、食后腹胀、腹痛等症状。术后约 72 小时开始进食清流质半量,术后第 4~5 天给予全量清流食,第 5~6 天可给予一般流食,第 7 天可进半量半流质,以后逐渐增加质和量。进食初期应注意饮食量,一般由一次 60ml,逐渐增至 100~200ml。由清流质逐渐过渡到少渣低糖半流质,再改为高蛋白半流食。以下举一些胃癌术后恢复期的药膳。

1. 莲肉膏

原料:莲肉、粳米各炒 110g,茯苓 50g。

制法:莲肉、粳米、茯苓为末,砂糖调之备用。每日 2~3 次,每次 5~6 匙白滚汤下,连用 2 周。

功效:健脾益气,祛湿和胃。

适应证:适用于胃癌术后胃气不利、大便溏泻者。

2. 酿苦瓜

原料:苦瓜 4 根,猪肉 150g,虾籽 25g,香菇末 30g,鸡蛋 1 只,精盐、酱油、葱花、姜末、湿淀粉、猪油各适量。

制法:将苦瓜洗净,切去两端,去瓤籽,放沸水锅内焯透,捞出用冷水浸凉,挤干水;猪肉洗净剁茸放入碗内,加虾籽、香菇末、淀粉、鸡蛋、精盐、酱油、葱花、姜末等调成馅；苦瓜填满馅，两端用淀粉封口；油锅烧至六成热，入苦瓜炸至金黄色，捞出竖在碗内，入笼蒸透；出笼后，将蒸汁滗于锅内，调好口味，浇在苦瓜上即成。作菜肴佐餐，每日2次。

功效：健脾益胃，补肺润肠。

适应证：适用于胃癌术后胃肠功能弱、食欲不振者。[曹玉祥．防癌抗癌，食疗效佳[N]. 医药养生保健报，2007-04-23（014）]

3. 健胃防癌茶

原料：向日葵杆芯或向日葵盘30g。

制法：用上述原料煎汤即成。煎汤代茶。

功效：清热解毒，散结消肿。

适应证：适用于胃癌术后吻合口有炎症者。

4. 三术糊

原料：白术、茅苍术各100g，莪术20g。

制法：白术、茅苍术、莪术洗净，加适量水，文火熬煮成膏糊状。徐徐咽之。

功效：益气健脾，祛湿化瘀。

适应证：适用于胃癌术后脘腹隐痛者。

5. 冬菇鸡肉粟米羹

原料：冬菇5个，粟米片30g，鸡肉200g，葱1根。

制法：冬菇浸软，洗净，切细粒；粟米片用清水适量调糊；鸡肉洗净，切粒；葱去须洗净，切葱花。把粟米糊放入沸水锅内，文火煮5分钟后，放鸡粒、冬菇，煮3分钟，放葱花调味，再煮沸即可。

功效：健脾养胃，益气养血。

适应证：适用于胃癌术后气血两虚者，表现为食欲不振、胃脘隐痛、体倦乏力等。若有呕吐者，可加姜汁少许同用。

6. 苡仁粥

原料：薏苡仁20g，糯米或粳米30g，白糖半匙。

制法：薏苡仁、糯米洗净，置锅内放冷水2大碗，中火煮半小时,离火温食,每日1次(喜甜食者加糖,喜淡食者配菜吃)。

功效:健脾祛湿,行气和胃。

适应证:适用于胃癌术后脾虚湿盛,困倦无力、食欲不振者。

7. 鲫鱼莼菜汤

原料:活鲫鱼500g,莼菜500g,油(油食品)、盐、酒各适量。

制法:将鲫鱼去鳞、鳃,剖腹去内脏,留肝、鳔及鱼子,洗净滤干,备用;莼菜洗净切碎。先取鲫鱼入锅煎黄,加水适量煮沸,入莼菜同煮至熟后,放入盐、酒、油少许即可食用,趁热食之。

功效:调中和胃,止呕止痛,健脾利水,消炎解毒。

适应证:适用于胃癌术后胃气不利、腹胀嗳气、胃脘隐痛不适者。

8. 参芪补血汤

原料:黄芪10g,党参20g,枸杞15g,茯神10g,怀山药15g,龙眼肉15g,猪排骨300g或整鸡1只。

制法:将黄芪等药物常法煮后取药液加入排骨或鸡,再加入适量清水,先大火后小火煮炖3~4个小时。可分5碗,每次1小碗,每日2次,吃肉喝汤。

功效:健脾补肾,益气养血。

适应证:适用于胃癌术后身体虚弱者。

9. 升麻大肠煲

原料:猪大肠1段(约30cm长),黑芝麻100g,升麻15g,葱、姜、黄酒、食盐。

制法:猪大肠洗净后,把黑芝麻、升麻放入猪大肠内,加葱、姜、黄酒、食盐适量,一起放入砂锅内煲,先用武火烧沸,再用文火炖3小时后即可食用。隔日1剂。

功效:补气健脾。

适应证:适用于胃癌术后气血虚亏之体。

二、化学治疗的药膳补充治疗

化疗的消化道反应主要表现为食欲减退、恶心、呕吐、腹泻等。

患者胃肠功能紊乱，营养摄入不足和利用减少，严重影响临床治疗效果。合理的药膳能有效改善患者的营养状况，改善患者的自觉症状，增强机体抵抗力，减轻毒性作用，保证化疗能正常进行。食疗应以调理脾胃、和胃止呕为则。增强食欲，宜多吃一些营养丰富的食物。

1. 柴胡薏仁粥

原料：柴胡 10g，白芍 10g，木瓜 10g，白术 15g，薏苡仁 30g，调料适量。

制法：前 4 味煎汤，去渣后，加薏苡仁煮粥食。早晚分食。

功效：疏肝理气，和胃抗癌。

适应证：适用于胃癌化疗期间证属肝胃不和者，症见胃脘胀满、嗳气、恶心呕吐。

2. 花椒炖猪肉

原料：鲜花椒 30g，橘皮 10g，生姜 6g，瘦猪肉 50g。

制法：熬熟食用。佐餐当菜，随量食用。

功效：温中散寒，化湿止痛。

适应证：主要用于胃癌化疗期间证属脾胃虚寒者，症见胃脘隐痛、嗳气、呕吐。

3. 蜜饯猕猴桃

原料：猕猴桃 500g，蜂蜜 250g。

制法：将猕猴桃洗净削皮，去除泥沙杂物。将削皮的猕猴桃在沸水中烫漂 5~10 分钟，至果肉转黄、软化时，取出沥干水分。将猕猴桃及蜂蜜一起装于经彻底消毒的玻璃罐中，放置 2~4 周。

功效：养阴益胃。

适应证：适用于化疗期间证属胃热阴伤者，症见呕吐酸水、胃脘嘈杂。（糖尿病患者忌服）

4. 大枣红糖煮南瓜

原料：鲜南瓜 500g，大枣（去核）15g，红糖适量。

制法：南瓜洗净去皮、切成小方块，大枣去核、洗净，加水煮熟烂，加入红糖拌匀服食。佐餐食用，空腹时食用更佳。

功效：健脾益气，补肺抗癌。

适应证：用于化疗期间证属气血双亏者，症见疲倦乏力、面色苍白。[以上出自：高红兰，马东波，沈旸．药膳在胃癌化疗患者中的应用观察[J]. 光明中医，2006，21(9)：33-35.]

5. 枸杞鲫鱼汤

原料：鲫鱼1条(约250g)，枸杞10g，大枣5枚，调味品适量。

制法：将鲫鱼洗净后去除鳞和内脏，再在鱼身两侧切数刀，然后用油将鱼略炸一下。将枸杞、大枣洗净后切碎，再将鱼、枸杞、大枣一同放入锅中，加入适量的水及调味品后，用大火煮30分钟，待鱼汤呈乳白色时即可熄火。吃鱼喝汤，可分数次服食。

功效：补肾养血和胃。

适应证：适用于胃癌化疗期间骨髓抑制、贫血、体质虚弱者。

6. 豆芽炒猪肉

原料：豆芽250g，猪瘦肉150g，葱1根。

制法：豆芽(去豆壳和根)洗净，切碎；葱(去须)洗净，切葱花；猪瘦肉洗净，剁烂。把豆芽放入锅内焯一下，上碟。起油锅，放猪肉炒熟，放入大豆芽、葱花、蚝油、盐，炒几翻，勾芡，炒匀即可。

功效：健脾补中，滋阴润燥。

适应证：适用于胃癌化疗后不思饮食、咽干口燥者。

7. 陈皮大枣饮

原料：橘皮1块，大枣3枚。

制法：大枣去核，与橘皮共煎水即成。

功效：行气健脾，降逆止呕。

适应证：适用于胃癌化疗后虚寒性呕吐，呕吐清涎者。

8. 芡实六珍糕

原料：芡实、山药、茯苓、莲肉、薏苡仁、扁豆各30g，米粉500g。

制法：将上述中药全部加工成粉末，与米粉和匀即成。每日2次或3次，每次6g，加糖调味，开水冲服，也可做糕点食用。

功效：健脾止泻。

适应证：适用于胃癌化疗期间腹泻者。

9. 桂圆花生汤

原料：花生连红衣250g，大枣5枚，桂圆肉12g。

制法：大枣去核，与花生、桂圆一起加水煮熟即可。

功效：养血补脾。

适应证：适用于胃癌化疗后贫血、面色无华者。

10. 阿胶汤

原料：阿胶15g，糯米100g，红糖少许。

制法：糯米煮粥，将熟时放入捣碎的阿胶，边煮边搅匀，煮2~3沸，阿胶化尽为液。食时加少许红糖调味。每2天服1次即可。

功效：养血和血。

适应证：适用于胃癌化疗后白细胞计数减少者。（无锡市中医医院《胃癌的药膳食疗》）

11. 萝卜大枣汤

原料：胡萝卜100g，大枣20枚。

制法：把胡萝卜、大枣以1 000ml水文火煮至500ml。分早晚2次服食。

功效：补血养血。

适应证：适用于胃癌化疗后体虚贫血者。

三、分子靶向治疗的药膳补充治疗

胃癌分子靶向治疗策略主要包括：表皮生长因子受体靶向治疗，血管生成抑制剂，基质金属蛋白酶抑制剂，多靶点抑制剂，哺乳动物雷帕霉素靶蛋白（mTOR）抑制剂，c-Met抑制剂，胰岛素样生长因子1受体（IGF-1R）抑制剂，HSP 90抑制剂等；药物包括曲妥珠单抗（赫赛汀）、阿帕替尼、雷莫芦单抗等。分子靶向治疗的主要不良反应包括疲劳、发热、厌食、贫血、腹泻、皮疹、手足综合征（手足脱屑、起疱、溃烂、疼痛）等。以下为针对相关不良反应的药膳补充治疗。

1. 芦笋炒蛋肉

原料：芦笋250g，冬菇30g，猪瘦肉120g，鸡蛋1个，葱1根。

制法：芦笋、冬菇洗净，切丝；葱（去须）洗净，切段；猪瘦肉洗净，切丝，放入去壳的鸡蛋中拌匀。起油锅，放入蛋拌的肉丝，炒熟铲起。起油锅放葱段略炒，迅速放入芦笋、冬菇丝炒至将熟，放肉丝，加盐略炒即可。

功效：健脾行气，养胃生津。

适应证：适用于脾胃虚弱者，症见厌食、口干渴饮。

2. 蔗姜饮

原料：甘蔗、生姜各适量。

制法：取甘蔗压汁半杯，与生姜汁1匙和匀炖即成。每周2次，炖温后服用。

功效：和中健胃。

适应证：适用于胃癌分子靶向治疗期间表现为口干欲饮、食欲不振者。

3. 红糖煲豆腐

原料：豆腐100g，红糖60g，清水1碗。

制法：红糖用清水冲开，加入豆腐，煮10分钟后即成。

功效：和胃止血。

适应证：适用于胃癌分子靶向治疗期间少量出血者。

4. 乌梅粥

原料：乌梅20g，粳米100g，冰糖适量。

制法：先将乌梅煎取浓汁去渣，入粳米煮成粥，粥熟后加少许冰糖，再稍煮即可。每日1次。

功效：收涩止血。

适应证：适用于胃癌分子靶向治疗期间腹泻、少量便血者。

5. 苡仁莲子粥

原料：薏苡仁、莲子各25g，大枣10枚，糯米100g，红糖适量。

制法：薏苡仁、莲子洗净，大枣洗净、去核，糯米淘洗干净。将锅置旺火上，加水适量煮沸，下苡仁、莲子煮熟软，再加入糯米煮稠，撒入红糖和匀即可服用。

功效：益气养血，健脾利湿。

适应证：适用于胃癌分子靶向治疗期间面色少华，纳呆食少，神疲乏力，便溏者。

6. 山药粥

原料：怀山药 100g，芡实 50g，熟（炒）薏苡仁 100g，蒲公英（洗净，鲜 100g，干 20g），老紫草 30g。

制法：上料同熬为粥状，当点心食用，每次 1 小碗。

功效：健脾益气，祛湿解毒。

适应证：适用于胃癌分子靶向治疗期间胃肠功能差，大便溏泻、消化不良者。

四、单纯中医药治疗的药膳补充治疗

部分患者仅单纯接受中医药治疗，此类患者也可配合药膳治疗。在中医辨证论治的基础上也可辨证施膳。

（一）痰气交阻

证候特点：上腹肿块，胀满疼痛，胸脘胀闷或心下痞满，吞咽不利甚则呕恶痰涎，口淡无味，纳呆食少，腹胀便溏，舌苔白腻而厚，内蕴湿热则见黄腻苔，脉弦滑。

1. 四香苦瓜止痛粉

原料：木香 10g，沉香 2g，丁香 6g，香附 10g，苦瓜 100g。

制法：先将苦瓜洗净外表皮，连皮、瓤及子，切碎后晒干或烘干，研成极细末，备用。将木香、香附、沉香、丁香分别拣杂，木香、香附洗净后，晒干或烘干，与晒干的沉香、丁香共研成细末，再与苦瓜细末充分混合均匀，将所得止痛粉分装成 3 包，即成。每日 3 次，每次 1 包，温开水送服。

功效：行气和胃，抗癌止痛。

适应证：适用于胃癌患者胃脘胀痛属气滞者。

2. 良姜胡椒猪肚汤

原料：高良姜10g，胡椒10g，猪肚1个（约500g）。

制法：高良姜切细片，胡椒研碎，猪肚去脂膜洗干净。将胡椒、高良姜纳入猪肚内，扎紧两端，用清水适量，先武火煮沸后，文火炖至熟烂，和盐调味，饮汤吃猪肚。

功效：温胃行气。

适应证：适用于胃癌患者胃脘部闷胀、隐痛，食欲不振者。

3. 海带香菇猪瘦肉粥

原料：海带15g，香菇20g，猪瘦肉60g，粳米100g。

制法：海带洗净、切细，香菇去蒂、切细，猪瘦肉剁碎，与粳米一起，加清水适量同煮粥，熟时调味食用。

功效：行气和胃，软坚散结。

适应证：适用于胃癌患者胃脘胀痛、食欲不振者。

4. 莱菔粥

原料：莱菔子30g，粳米适量。

制法：先将莱菔子炒熟后，与粳米共煮成粥。早餐服食。

功效：消积除胀。

适应证：适用于胃癌腹胀者。

5. 威灵仙醋蜜汤

原料：威灵仙15g，陈醋、蜂蜜各半碗。

制法：将以上3味同煎，煎至半碗时饮用。

功效：软坚散结，化痰消积。

适应证：适用于胃癌噎食呕逆，朝食暮吐，腹胀疼痛，胸膈痞闷，口渴咽燥。若脾胃虚寒者，不宜多用本方。涌吐痰涎后，宜饮米汤养胃气。

（二）气滞血瘀

证候特点：腹痛剧烈，固定不移，胃脘刺痛拒按，痛有定处，或可扪及肿块，腹满不欲食，呕吐宿食，或见柏油便，唇舌青紫，舌质紫暗或有瘀斑，脉细涩。

1. 虫草蘑菇水鸭汤

原料：冬虫夏草 6g，蘑菇 30g，水鸭 1 只。

制法：水鸭宰杀后去毛与内脏，与冬虫夏草、蘑菇加清水适量，隔水炖至水鸭熟烂，和盐调味食用佐膳。

功效：行气化瘀。

适应证：适用于胃癌患者胃脘部肿块、坚硬、固定不移，时有疼痛，呕吐物如赤豆汁，时或见黑便如柏油状，形体消瘦，面色苍白、精神疲乏。

2. 大蒜鳝鱼煲

原料：鳝鱼 500g，大蒜 30g，三七末 10g，生姜 2 片。

制法：大蒜（去衣）洗净，拍碎；鳝鱼去肠脏，洗净，切段；姜洗净。起油（油食品）锅，放入鳝鱼、大蒜、姜片爆过，加清水适量，转用瓦锅，放入三七末，加盖，文火焖 1 小时，水将干时，放调味料即可。

功效：健脾暖胃，活血止痛。

适应证：适用于胃癌患者胃脘胀痛、刺痛，局部积块固定不移者。若嫌此菜偏燥，则不必用油锅爆而直接焖煮。

3. 砂仁山楂粉

原料：砂仁 5g，山楂 15g。

制法：将砂仁、山楂研极细末，分早、中、晚 3 次，温开水送服。

功效：健脾行气，消食化积。

适应证：适用于胃癌患者气滞腹胀、饮食不化。

4. 田七藕蛋

原料：田七末 3g，藕汁 30ml，鸡蛋 1 个，白糖少许。

制法：鸡蛋打破倒入碗中搅拌，鲜藕洗净榨汁，加入田七末、白糖，再与鸡蛋搅匀，隔水炖熟服用。

功效：化痰祛瘀。

适应证：适用于胃癌胃脘刺痛、舌质紫暗者。

5. 海带内金瘦肉粥

原料：海带15g，鸡内金10g，猪瘦肉50g，粳米50g。

制法：海带浸泡、洗净、切细，猪瘦肉切片，入鸡内金、粳米煮粥食。

功效：健脾消食，行气化痰。

适应证：适用于胃癌食欲不振、纳谷不香者。

6. 韭汁牛乳饮

原料：生韭菜根、叶适量，牛奶200ml，生姜汁250ml。

制法：韭菜洗净、捣烂，用纱布包住绞汁。每次取韭菜汁100ml，加牛奶烧开，冲入姜汁。缓缓咽下，每日频服。

功效：温中行气，散瘀逐痰，活血补虚，润燥解毒。

适应证：适用于胃脘胀痛、呕吐、心烦、胃口差、胃有肿块且坚硬等，以及气滞血瘀型胃癌。

（三）肝胃不和

证候特点：胃脘胀满疼痛，嗳气泛酸，反胃，或见胸胁苦满，呃逆纳呆，舌质淡红或暗红，或见瘀斑，苔薄白或薄黄，脉弦。

1. 金橘根炖猪肚

原料：金橘根30g，猪肚250g。

制法：将金橘根洗净，猪肚洗净切成条块，加清水以文火炖至汤少汁浓，加入调料及食盐。喝汤吃猪肚。

功效：疏肝和胃。

适应证：适用于胃癌胃脘痞满、胸胁胀痛、嗳气频频者。

2. 香附猴头菇汤

原料：香附子10g，猴头菇30g。

制法：先将香附子煎汤，去渣后入猴头菇煮熟，食盐调味服食。

功效：疏肝行气和胃。

适应证：适用于胃癌脘胁疼痛、心烦胸闷，纳谷不香者。

（四）胃阴不足

证候特点：胃脘灼热隐痛，或时感胃脘刺痛，嘈杂不适，饥不欲食，口干喜冷饮，大便干结。中脘痞满、嘈杂欲食，但食入则痛，发热持续不退，舌质红绛。舌红而干，或见舌裂纹或舌暗隐青，苔少或苔花剥，脉细数或虚数。

1. 陈皮瘦肉粥

原料：广陈皮10g，乌贼骨15g，猪瘦肉50g，粳米150g。

制法：将广陈皮与乌贼骨加适量水煎煮，煮沸约20分钟后，过滤去渣，取汁备用；猪瘦肉去筋膜，洗净切碎。粳米洗净后，放入锅中，加适量水与猪瘦肉一并煮粥，慢火煮至粥熟后，倒入药汁混匀，再稍煮即成。趁热服食，每日1剂，分2次食完，连续服食5~7日。

功效：养阴和胃，健脾降逆。

适应证：适用于胃癌腹胀、胃脘嘈杂、隐痛、呕吐酸腐。

2. 田七黄鱼鳔

原料：黄鱼鳔适量，田七末3g，香油适量，黄酒少许。

制法：黄鱼鳔用香油炸酥，研末，每次取5g，与田七末混匀，用黄酒冲服。每日2次，15~20天为1个疗程。

功效：和胃养阴，活血消肿。

适应证：适用于胃癌患者胃脘嘈杂疼痛者。

（五）脾胃虚寒

证候特点：胃脘痛，喜温喜按，朝食暮吐，或暮食朝吐，素谷不化，泛吐清水，肾阳虚甚则见形寒肢冷，畏寒蜷卧，大便薄溏，或五更泄泻，小便清长。舌质暗淡、可见齿痕，苔白水滑或白腐，脉沉细或沉缓。

1. 鱼肚酥

原料：鱼肚（大黄鱼、鲤鱼、黄唇鱼、鳗鱼的鳔均可作原料），芝麻油。

制法：鱼肚用芝麻油炸酥，压碎即成。每日3次，每次10g，用温姜汁送服。

功效：健脾温中，补肾益精。

适应证：适用于胃癌脾肾虚弱，恶心，疲倦乏力、面色苍白、少量便血者。

2. 猴头菇瘦肉蛋汤

原料：猴头菇100g，猪瘦肉50g，鸡蛋1个，油、盐、葱花各少许。

制法：先将猴头菇浸水泡发后洗净切片，再将猪瘦肉洗净切片，然后一起放入锅中，加水适量，慢火煮成汤。汤沸后打入鸡蛋，放入油、盐少许，再放入葱花即可食用。佐餐食用，喝汤吃菇及肉。

功效：健脾胃，抗癌防癌。

适应证：适用于胃癌患者脾胃虚弱，神疲乏力、食欲不振者。

3. 黄芪猴头汤

原料：猴头菌150g，黄芪30g，嫩鸡肉250g，小白菜心100g，葱、姜、绍酒、胡椒粉、油、盐等调味料各适量。

制法：温水发猴头菌，削去底部，洗净，切厚片；猴头菌浸出液沉淀后，滤渣备用。鸡肉切片。先将鸡肉、黄芪、葱、姜入油锅煸炒后，入盐、酒、汤及猴头片，共武火烧沸，文火炖1小时以后，入小白菜心、胡椒粉，即可出锅。每日分2次服用。

功效：健脾益气开胃。

适应证：适用于胃癌体倦乏力、纳谷不香、面目浮肿。

4. 莲子煲肚片

原料：莲子50g，猪肚250g。

制法：先将莲子用温水浸泡2小时，一剥为两半，去除莲心，备用。将猪肚刮洗干净，再用盐、醋、矾等揉搓，冲洗干净后放入锅中，加水煮熟，取出猪肚，切成小片，待用。炒锅置火上，加植物油适量烧至六成熟，入葱花、姜末煸炒炝锅，出香味后即放入肚片煸炒片刻，烹入料酒，再加清水适量，并放入莲子，大火煮沸，改用小火煲40分钟，待肚片熟透，莲肉呈酥烂状时，加精盐拌匀，湿淀粉勾芡，即成。

功效：健脾止泻。

适应证：适用于胃癌患者因脾气虚弱所致大便稀溏、不成形。

5. **旋覆花赭石鱼肚汤**

原料：旋覆花 15g，代赭石 15g，人参 15g，半夏 9g，炙甘草 5g，生姜 10g，大枣 6 枚，鱼肚 250g，葱 10g，料酒 10g，盐 6g。

制法：旋覆花、代赭石、人参、半夏、炙甘草、生姜、大枣及葱装入纱布袋内；鱼肚洗净，发胀，切成 4cm 长、2cm 宽的条。将鱼肚、药包、葱、姜、料酒加入炖锅内，加水适量，置武火上烧沸，再用文火炖煮 30 分钟，加入盐搅匀，除去药包即成。每日 1 次，每次吃鱼肚 50g，渴汤，佐餐食用。

功效：补脾胃，增食欲，消癌肿。

适应证：适用于幽门部胃癌恶心呕吐者。

6. **茯苓鸡肝汤**

原料：茯苓 15g，人参 15g，白术 15g，炙甘草 5g，生姜 10g，大枣 6 枚，鸡肝 250g，料酒 50ml，葱 10g，盐 3g。

制法：茯苓、大枣、人参、白术、炙甘草洗净，放入纱布袋内；姜切片，葱切段。鸡肝洗净，切成薄片。将药包、鸡肝放入炖锅内，加入清水适量，放入料酒、盐、姜、葱，置武火上烧沸，再用文火炖煮 25 分钟，调味即成。每日 1 次，每次吃鸡肝 50~100g，喝汤，佐餐食用。

功效：补脾胃，止呕吐，增食欲，消癌肿。

适应证：对食欲不振、恶心、呕吐、浮肿的胃癌患者尤佳。

（六）气血亏虚

证候特点：面色无华，唇甲色淡，自汗盗汗，或见低热，纳呆食少，胃脘可见肿块疼痛，或食后胃胀，或饮食不下、全身乏力，动辄气短，形体消瘦，舌淡或舌质暗淡，或见瘀斑，脉虚或沉细。

1. **十全大补汤**

原料：党参、炙黄芪、熟地黄各 12g，茯苓、全当归各 15g，白芍、焦白术各 10g，肉桂 3g，川芎 4.5g，炙甘草 6g，墨鱼、猪肚各 50g，猪肉 500g，生姜 30g，猪杂骨、料酒、花椒、食盐、葱适量。

制法：将上述中药装入纱布袋内，扎口备用；猪杂骨捶破；生姜切片。然后一并放入砂锅内，加清水适量和食盐少许，先用武火烧沸后，再用文火煨炖，待猪肉、猪肚熟烂时，捞起切成片，再放入汤中，取出药袋不用。服用时，将汤肉装入碗内，加入少许调味品即成。食肉饮汤，早、晚各服食1碗。全部服完后，隔5日再服，连续服用3~5剂。

功效：气血双补，益虚健体。

适应证：适用于胃癌气血两亏者，症见面色无华、神疲乏力、胃脘痞满、食欲不振。

2. 当归牛筋汤

原料：牛蹄筋100g，全当归15g，红丹参30g，香菇50g，火腿20g，生姜12g，料酒10g，葱段、食盐、猪油等调料各适量。

制法：牛蹄筋用温水洗净，放入碱，在炉上焖烧片刻，捞出洗去油污，切成段状，备用；香菇用清水泡发后洗净；葱切成段；生姜切成片。全当归、红丹参放入纱布袋中，扎紧口，与牛蹄筋、香菇、火腿、葱段、生姜片、食盐、猪油等一同放入砂锅中，加适量清水同炖，先用武火烧沸后，再用文火慢炖，待蹄筋烂熟后，取出药袋，调味即成。隔日1剂，分2次服食，连续服食3~5剂。

功效：益气养血，消瘀通络。

适应证：适用于胃癌气血两亏、气血瘀阻，症见神疲乏力、面色无华、胃脘胀痛。

3. 八珍养血膏

原料：人参10g，白术、茯苓、当归、熟地黄、白芍、川芎各20g，炙甘草6g，蜂蜜50g。

制法：将8味中药洗净，装入纱布袋内，扎紧袋口，放入锅内，加清水煎取药汁。再分别加2次清水煎取汁，共取3次，合并药汁，除去药袋。将合并的药汁以小火熬煎，浓缩至浓稠，加蜂蜜搅拌，煮开，待冷时装瓶备用。每天服3次，每次2匙。

功效：益气补血滋阴，解毒消肿止痛。

适应证：适用于胃癌患者气虚血衰、形体消瘦、面色苍白、胃脘隐痛、呃逆呕吐、口泛清水。

4. 黄芪当归蒸鸡

原料：黄芪 50g，当归 10g，母鸡 1 只（约 750g），姜、葱、米酒、盐、胡椒粉各适量。

制法：母鸡用开水烫熟，去污血，捞出并在凉水内洗净，沥净水。当归、黄芪洗净，切片；姜、葱洗净，姜切片，葱切长段。将当归、黄芪装入鸡腹内，然后放盆内（腹部向上），摆上葱、生姜，加入清汤、盐、米酒、胡椒粉，加盖盖好，用湿棉纸将盆口封严，上蒸笼 2 小时，揭去棉纸，拣出生姜、葱，调味即成。

功效：补气，养血，益精。

适应证：适用于胃癌患者气血俱虚或久病体虚、面色萎黄、精神倦怠、形体消瘦、胃脘隐痛、恶心呕吐。

5. 黄芪阿胶薏仁汤

原料：黄芪 30g，薏苡仁 50g，阿胶 12g，冰糖适量。

制法：薏苡仁洗净；阿胶打碎备用。黄芪洗净，放入砂锅中，加水适量，烧开，转用小火熬煎 1 小时，去药渣，留取药汁液。将薏苡仁放进锅中，加水适量，烧开，转用中火熬至米熟，加药汁，继续熬煎，加阿胶搅匀，熬煎至稀粥时，加冰糖调味，即可食用。

功效：补气养血，健脾利湿。

适应证：适用于胃癌患者气血两虚、久病体弱、面色萎黄、食欲不振、四肢乏力、胃痛腹胀、呃逆呕吐。

（吴万垠　杨丽娜　蔡姣芝）

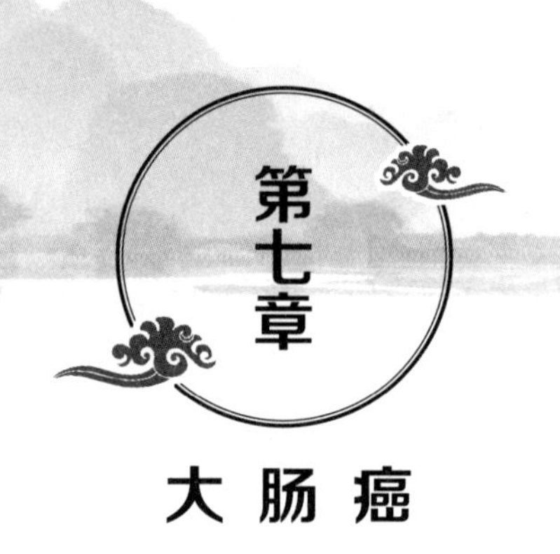

大肠癌

大肠癌是常见的消化道癌瘤之一。我国大肠癌的发病率和死亡率近30年来明显趋于上升,尤其在大城市高发明显。在我国所有癌症死亡率中,本病仅次于肺癌、肝癌、胃癌和食管癌,居第5位。

大肠癌在中医学文献中属于“脏毒”“锁肛痔”“肠风”“积聚”“癥瘕”“肠覃”“下痢”等范畴。如《灵枢·五变》说:“人之善病肠中积聚者……如此则肠胃恶,恶则邪气留止,积聚乃伤。”清代祁坤《外科大成》记载:“锁肛痔,肛门内外如竹节锁紧,形如海蜇,里急后重,便粪细而带扁,时流臭水,此无治法。”大肠癌的发病,主要因六淫外侵,或饮食不节,或七情内伤,加之正气不足,脾虚失运,毒邪踞之,蕴结于大肠,凝聚成积。大肠癌的正虚以脾胃亏虚,久致肾虚、气血不足为主;标实以痰、湿、瘀、毒、滞、寒、热、火为主。

大肠癌最有效的治疗方法是手术切除,并在术中、术后行辅助治疗;不能手术的晚期患者,也可采用化疗;辅以放疗、分子靶向治疗、生物治疗、中医中药治疗可望提高疗效。在不同治疗过程中,食疗和药膳可以减轻患者不良反应、增强疗效。以下对临床上常用大肠癌疗法的药膳补充治疗分别阐述。

一、手术治疗的药膳补充治疗

手术治疗易损伤气血,导致气血亏虚。手术前后宜以益气扶正、调理气血为主。

1. 黄芪参枣粥

原料：生黄芪300g，党参30g，甘草15g，粳米100g，大枣10个。

制法：将生黄芪、党参、甘草切片，装入纱布袋内，扎紧袋口，放入锅内，加清水适量，煎成药汁，拣去药袋，留药汁备用。药汁加粳米、大枣，加适量清水，先用大火烧开，转用慢火熬煮成粥，即可食用。早晚服用，连服10~15天。

功效：补中益气，健脾养血。

适应证：适用于大肠癌手术前后正气不足，疲倦乏力，食欲不振者。

2. 十全大补汤

原料：党参、炙黄芪、白术、白芍、茯苓、炙甘草、熟地黄各30g，肉桂、川芎、当归各10g，猪肉、猪肚各1 000g，墨鱼150g，生姜100g，猪骨、猪皮适量，葱、姜、米酒、花椒、盐各适量。

制法：将所有中药装入纱布袋内，扎紧袋口。葱、姜洗净，葱切段，姜切片。将猪肉、猪肚洗净，猪骨剁碎。将猪肉、墨鱼、猪肚、猪骨和药袋放入锅内，加水适量，放入葱、生姜、花椒、米酒、盐，用大火烧开后转用文火炖煮，待猪肉、猪肚熟烂时，捞起切条，再放入汤中。捞出药袋。服用时将汤和肉装入碗内，调味即可。每天2次，早晚各吃1碗，全部服完后，隔5天再服。

功效：补气养血。

适应证：适用于大肠癌术后气血俱虚，面色萎黄、精神倦怠、腰膝乏力等。

3. 西洋参无花果炖兔肉

原料：兔肉100g，西洋参10g，无花果30g。

制法：兔肉洗净，斩块；西洋参洗净，切薄片；无花果洗净。把全部用料一起放入炖盅内，加开水适量，炖盅加盖，文火隔开水炖2小时，调味即可。随意饮汤食肉。

功效：益气养阴，清肠解毒。

适应证：适用于大肠癌术后脾阴不足、热毒蕴结者，症见形体消瘦，神疲体倦，乏力，纳差，下腹隐痛，便下黏液，口苦咽干。

4. 黄芪鲈鱼汤

原料：鲈鱼1条(约500g)，黄芪30g，怀山药30g，陈皮6g，姜4片。

制法：鲈鱼去鳞，去肠杂、鱼腮，洗净，切块；黄芪、怀山药、陈皮洗净。把全部用料一起放入锅内，加清水适量，武火煮沸后，文火煲1小时，调味即可。饮汤食肉。

功效：健脾益气，开胃和中。

适应证：适用于大肠癌术后脾胃虚弱者。

5. 参芪猪骨汤

原料：党参30g，黄芪30g，干地黄30g，大枣5枚，猪脊骨250g。

制法：猪脊骨洗净，斩块；党参、黄芪、干地黄、大枣洗净。把全部用料一起放入锅内，加清水适量，文火煲2小时，调味即可。随意饮用。

功效：健脾益气，养阴补血。

适应证：适用于大肠癌术后气血亏虚者。

二、化学治疗的药膳补充治疗

在化疗中行药膳补充治疗，可减轻恶心呕吐、纳差等副反应。

1. 赤小豆鲫鱼汤

原料：赤小豆60g，薏苡仁60g，鲫鱼1条(约300g)，生姜15g。

制法：薏苡仁洗净，用温水先浸1小时；赤小豆洗净。鲫鱼去鳞、腮及肠脏，洗净。把全部用料放入锅内，加清水适量，武火煮沸后，文火煮2小时，调味即可。随意饮汤食鱼。

功效：健脾祛湿，排脓消痈。

适应证：主要用于大肠癌化疗时出现腹胀腹痛、口干口苦等症状。

2. 人参猪肚汤

原料：人参5g，黄连5g，炙甘草6g，大枣5枚，干姜15g，黄芩

9g，半夏 9g，猪肚 1 只，料酒 10g，生姜 10g，葱 10g，盐 6g。

制法：7 种中药洗净，装入纱布袋内；生姜切片，葱切段；猪肚洗净。将纱布袋装入猪肚内，用绳扎紧口，放入炖锅内，加入清水，放入生姜、葱、料酒，置武火上烧沸，再用文火炖煮 50 分钟，加入盐搅匀。将猪肚捞起，除去药包，切成 4cm 长、2cm 宽的长条，再放入锅内烧沸即成。

功效：补脾胃，益气血，消癌肿。

适应证：适用于化疗后纳差、乏力等。

三、放射治疗的药膳补充治疗

可减轻放疗引起的热毒所伤，表现气阴两虚的症状。食疗以益气养阴为主。

桑椹白蜜膏

原料：鲜桑椹 1 000g（或干货 500g），女贞子 100g，墨旱莲 100g，白蜜适量。

制法：女贞子、墨旱莲洗净煎汤，去渣取汁备用。桑椹洗净，去杂物，加水煎汤，过 30 分钟滤取煎液 1 次，加水再煎取液。共取煎液 2 次后，合并药汁备用。将女贞子、墨旱莲药汁和桑椹药汁以小火煮至黏稠时，加蜂蜜 300g，煮沸停火，待冷却后，装瓶备用。服用时，每次 1 汤匙，以沸水冲化饮用，每天 2 次。

功效：滋补肝肾，益气生津，利水消肿，凉血止血。

适应证：适用于放疗后肝肾阴虚、内热出血、肠燥、大便干结等。

四、分子靶向治疗的药膳补充治疗

分子靶向药物（西妥昔单抗注射液、贝伐珠单抗注射液）治疗期间，药膳的主要作用是增敏解毒。

1. 生地香蕉汤

原料：香蕉 2 只，鲜生地 50g。

制法：先将生地切片煮沸10分钟，弃药渣。香蕉去皮，加冰糖适量，与生地水再煮，服水吃香蕉，每日1次。

功效：清热养阴通便。

适应证：适用于大肠癌便血、大便秘结者。

2. **马齿苋蒲公英猪瘦肉粥**

原料：猪瘦肉60g，马齿苋30g，蒲公英15g，粳米60g。

制法：马齿苋、蒲公英洗净；粳米洗净；猪瘦肉洗净，切丝。把全部用料一起放入锅内，加清水适量，武火煮沸，文火煮成稀粥，调味即可。随意食用。

功效：清热解毒

适应证：适用于大肠癌分子靶向治疗期间口腔溃疡、皮疹者。

五、生物治疗的药膳补充治疗

生物治疗（如CTLA-4、PD-1/PD-L1抑制剂等）期间的食疗原则以扶正及提高免疫力为主。

1. **芡实六珍糕**

原料：芡实、山药、茯苓、莲肉、薏苡仁、扁豆各30g，米粉500g。

制法：将上述全部加工成粉末，与米粉和匀即成。每日2次或3次，每次6g，加糖调味，开水冲服，也可做糕点食用。

功效：健脾止泻。

适应证：适用于大肠癌腹泻、纳差者，可协同提高免疫力。

2. **核桃莲肉糕**

原料：核桃仁100g，莲肉（去心）300g，芡实粉60g，糯米500g。

制法：核桃仁、莲肉加水煮烂，捣碎成泥。糯米浸水2小时后，与桃莲泥、芡实粉置盆内隔水蒸熟，稍凉切块，撒白糖1层。

功效：温肾健脾，厚肠止泻。

适应证：适用于大肠癌脾肾虚弱者，可协同提高免疫力。

3. **黄芪参枣粥**

原料：生黄芪300g，党参30g，甘草15g，粳米100g，大枣10枚。

制法:将生黄芪、党参、甘草浓煎取汁。粳米、大枣同煮,待粥成后兑入药汁调匀。

功效:补气养血。

适应证:适用于大肠癌气血两虚者,可协同提高免疫力。

六、单纯中医药治疗的药膳补充治疗

部分患者仅单纯接受中医药治疗,此类患者也可配合药膳治疗。在中医辨证论治的基础上也可辨证施膳。

(一) 湿热蕴结

证候特点:腹痛偶作,下痢赤白,里急后重,下迫灼热,大便黏滞恶臭,或发热寒战,胸闷口渴,舌红苔黄腻,脉滑数。

1. 马齿苋绿豆汤

原料:新鲜马齿苋 180g(或干品 90g),绿豆 90g。

制法:马齿苋洗净,切成 2cm 长的小段;绿豆洗净,去杂物。绿豆放入锅内,加清水适量,大火烧开,再转慢火熬煮。然后加马齿苋,继续熬煮至绿豆熟烂,即可食用,也可放蜂蜜调味。每剂分 3 次服完,每天服 1~3 次。连服 2~3 周。

功效:清热解毒,利水消肿,生津养液。

适应证:适用于大肠癌湿热蕴结兼有痢疾、疮疡等。

2. 马齿苋蒲公英猪瘦肉粥

原料:猪瘦肉 60g,马齿苋 30g,蒲公英 15g,粳米 60g。

制法:马齿苋、蒲公英洗净;粳米洗净;猪瘦肉洗净,切丝。把全部用料一起放入锅内,加清水适量,武火煮沸,文火煮成稀粥,调味即可。随意食用。

功效:清热解毒,祛湿止泻。

适应证:适用于大肠癌属于下痢脓血者,症见腹胀腹痛、里急后重。

(二) 气滞血瘀

证候特点:腹胀腹痛,或痛有定处,或腹部触及肿块、结节,便血紫暗,舌质暗有瘀斑,脉弦涩或细涩。

1. 三七土茯苓炖乌龟

原料:乌龟 1 只(约 250g),三七 12g,土茯苓 30g,生姜 15g。

制法:将乌龟活杀,切片或捣碎。把全部用料一起放入炖盅内,加开水适量,武火煮开,文火隔开水炖 2 小时,调味即可。随意饮用。

功效:活血化瘀,祛湿解毒。

适应证:适用于大肠癌属于气滞血瘀者,症见下腹疼痛、痛有定处。

2. 桃花粥

原料:干桃花瓣 2g,粳米 50g。

制法:桃花瓣洗净,与粳米一起煮粥,每日 1 次,连服 7~14 天,大便通后停服。

功效:活血利水通便。

适应证:适用于大肠癌大便不通、食积腹胀者。

(三) 脾肾阳虚

证候特点:腹痛隐隐,肢冷便溏,少气无力,五更泻,舌淡苔白,脉细弱。

参附炖鸡

原料:老母鸡 1 只(约 1 500g),附子 30g,党参 30g,葱、姜、米酒、盐各适量。

制法:老母鸡洗净;党参、附子用水洗去灰尘;葱洗净,切段;姜洗净,切片。将附子、党参、葱、姜、米酒、盐等放入鸡腹内。砂锅装水适量,将鸡放入,盖紧锅盖,先用大火烧开,转用小火炖 3 小时至鸡肉熟烂,即可食用。

功效:益气养血,温补脾肾。

适应证:适用于脾肾阳虚,腹中隐痛,大便失禁,肛门下坠,面色萎黄,畏寒肢冷的大肠癌患者。

(四) 肝肾阴虚

证候特点:五心烦热,头晕目眩,口苦舌干,腰酸腿软,便秘,舌红少苔,脉细弦。

贞杞猪肝

原料:女贞子 50g,枸杞 35g,猪肝 250g,葱、姜、植物油、酱油、糖、黄酒、生粉等。

制法:女贞子、枸杞洗净,装入纱布袋内,扎紧袋口,加水煎煮 30 分钟,去纱布袋,留药汁。猪肝洗净,用竹签刺出小孔后放入药汁内,煮 1 小时,捞出猪肝,切成薄片待用。锅先烧热,加入植物油,至油九成热之后,放入葱、姜爆香,再放入猪肝片、黄酒,加酱油、糖、药汁(烧开),用大火收汁。最后用生粉勾芡,使汤汁透明即成。

功效:养肝补肾,滋阴补虚。

适应证:适用于肝肾不足,腰膝酸软,头昏目眩,心烦热,大便燥结的大肠癌晚期患者。

(五)气血两虚

证候特点:气短乏力,面色苍白,便溏或脱肛,舌质淡,脉沉细。

十全大补汤

原料:党参、炙黄芪、白术、白芍、茯苓、炙甘草、熟地黄各 30g,肉桂、川芎、当归各 10g,猪肉、猪肚各 1 000g,墨鱼 150g,生姜 100g,猪骨、猪皮适量,葱、姜、米酒、花椒、盐各适量。

制法:将所有中药装入纱布袋内,扎紧袋口。葱、姜洗净,葱切段,姜切片。将猪肉、猪肚洗净,猪骨剁碎。将猪肉、墨鱼、猪肚、猪骨和药袋放入锅内,加水适量,放入葱、姜、花椒、米酒、盐,用大火烧开后转用文火炖煮,待猪肉、猪肚熟烂时,捞起切条,再放入汤中。捞出药袋。服用时将汤和肉装入碗内,调味即可。每天 2 次,早晚各吃 1 碗,全部服完后,隔 5 天再服。

功效:补气养血。

适应证:适用于气血俱虚或久病体虚,面色萎黄、精神倦怠、腰膝乏力者。

(吴万根 赵越洋 周宇姝)

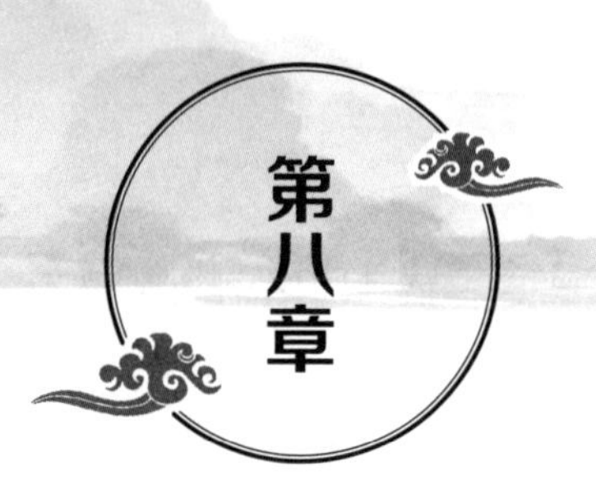

胰腺癌

胰腺癌是消化系统常见的恶性肿瘤之一，占消化系统恶性肿瘤的第4~5位，预后较差。从世界范围来看，其发病率各国之间有一定差异，但近年来都有明显上升趋势。目前，上海市胰腺癌的发病率及死亡率分别为10/10万和9.4/10万，位列肿瘤发病率及死亡率的第8位和第6位。

胰腺癌属中医学“伏梁”“癥积”“痞块”“黄疸”“脾风”范畴。《金匮要略·黄疸病脉证并治》指出：“黄家所得，从湿得之。”由于气化不利，湿阻中焦，湿热交蒸，以致肝胆疏泄功能失司，胆液不循常道，渗入血液，溢于肌肤，而发生黄疸。《圣济总录》记载：“多因酒食过度，水谷相并，积于脾胃，复为风湿所搏，热气郁蒸，所以发黄为疸。”胰腺癌的病因病机可以从内、外两方面来认识：内因包括七情失调，肝气郁结，气机不畅，以及寒温不调，饮食失节，恣食肥腻、醇酒厚味等损伤脾胃，脾虚生湿，湿郁化热，热毒内蓄；外因为湿、热毒邪直接侵入人体。内、外因所致湿、热毒邪互结，久之积而成瘤。

由于胰腺癌早期诊断率低，根治性切除率不高，5年生存率不足4%，故目前胰腺癌的治疗主张手术、放疗、化疗、介入治疗等对症及支持治疗。在不同治疗过程中，联合合理的食疗和药膳可减轻患者不良反应，增强疗效。以下对临床上常用胰腺癌疗法的药膳补充治疗分而述之。

一、手术治疗的药膳补充治疗

手术治疗易损伤气血，导致气血亏虚，可同时在手术前后兼以辨病抗癌。

1. **参归乌鸡汤**

原料：当归、枸杞各30g，人参10g，乌鸡1只（约500~700g），橘皮10g，葱、姜、盐、米酒各适量。

制法：乌鸡去皮、内脏、脚皮，洗净。当归、人参、枸杞、橘皮、葱、姜洗净切碎，加入米酒，和盐一起放入鸡腹内。将乌鸡放入砂锅内，加清水适量，烧开后，转用慢火煨炖至熟透，即可食用。

功效：益气养血，补虚退热，大补元气。

适应证：适用于胰腺癌术后气血虚亏、食欲不振等。

2. **香菇蒸鲤鱼**

原料：鲤鱼1条，水发香菇50g，生姜100g，冬笋100g，冬瓜皮50g，火腿肉50g，料酒、盐少许。

制法：鱼洗净，冬笋、火腿切薄片，香菇切丁，姜、冬瓜皮切丝。上述材料一起放入鱼腹中，并加入调料品，随后将鱼放入盘中，部分剩余的火腿、笋、菇可以围在鱼的四周，加调料，上锅蒸熟即可。

功效：消肿利水，健脾益气。

适应证：适用于胰腺癌术后脾虚湿蕴者。

3. **龙眼猪骨炖乌鱼**

原料：龙眼肉50g，猪骨连肉带髓500g，乌龟500g，盐、冷水适量。

制法：龙眼肉洗净，猪脊骨剁碎，乌龟杀后去肠杂并切块。把三者放入锅中，加水适量，文火煎熬至肉烂，放盐调味，即可食用。

功效：健脾生血，滋肾养阴。

适应证：适用于胰腺癌术后气阴两虚者。

4. **当归鳝鱼**

原料：当归15g，党参15g，鳝丝500g，黄酒、酱油、白糖各30g，葱花、姜末、水淀粉等适量。

制法：把当归、党参一起放在碗里，加100g水，隔水蒸20分钟左右。锅在旺火上烧热后，放少许油、葱花、姜末煸出香味后，将鳝丝倒入煸炒，接着加黄酒、酱油、白糖炒匀，将蒸过的当归、党参倒进去，加 30g 鲜汤，用小火焖煮 5 分钟左右。用水淀粉勾芡，烧点熟油，再淋些麻油即可。

功效：补气生血，通络定痛。

适应证：适用于胰腺癌术后气血亏虚，疲倦乏力者。

5. 太子参鸡汤

原料：太子参 15g，鸡（鸭）肉适量。

制法：将太子参洗净，与洗净的鸡肉同放入锅内，用小火炖煮至鸡肉熟烂，加入佐料再煮两沸即成。吃鸡饮汤。太子参可同时嚼食。

功效：益气健脾，补精添髓。

适应证：适用于胰腺癌术后身体虚弱，气血不足者。

6. 补虚正气粥

原料：炙黄芪 50g，人参 5g，粳米 150g，白糖少许。

制法：炙黄芪、人参切薄片，用冷水浸泡半小时，入砂锅煮沸，再改小火煎取浓汁，再把粳米和药液、清水加在一起，文火煮至粥熟。粥成后，入白糖少许，稍煮片刻即可食用。

功效：补气扶虚，健脾益胃。

适应证：适用于胰腺癌术后正气不足，食欲不振者。

二、化学治疗的药膳补充治疗

化疗常造成消化道反应和骨髓抑制，食疗应以调理脾胃、减轻副作用为主。

1. 茯苓赤小豆薏仁粥

原料：赤小豆 50g，白茯苓粉 20g，薏苡仁 100g。

制法：赤小豆、薏苡仁洗净，用水浸泡变软。赤小豆先下锅内加水煎煮，煮至赤小豆皮裂时，加入薏苡仁继续煮，直到熟烂成粥，再加入白茯苓粉拌匀，略煮片刻即可食用。

功效：健脾胃，利水消肿，抗癥瘕、结聚。

适应证：适用于胰腺癌化疗时出现浮肿、乏力、腹部胀满等。

2. 猪胰海带汤

原料：猪胰1条(约100g)，海带20g，接骨木15g，姜汁、盐、清鸡汤、米酒、花生油、酱油各适量。

制法：接骨木切段，装入纱布袋内扎口，加水煎煮药汁。猪胰切开去筋膜，洗净，切成薄片，入滚水内烫一下，除去污血，捞出。海带以温水泡发后洗净，切成细丝。锅烧热后加入花生油，待油约五成热，加猪胰片快炒，加姜汁、清鸡汤、药汁、海带汤、米酒、盐、酱油，烧开撇去浮沫，转用小火，烧至熟透。调味即可，起锅盛入碗内食用。

功效：补虚益脾，清热解毒，软坚散结。

适应证：适用于胰腺癌化疗后食欲不振、腹痛、发热等。

3. 赤小豆鲤鱼汤

原料：大鲤鱼1尾(约1 000g)，赤小豆50g，陈皮6g，玫瑰花15g，姜、盐、鸡汤、绿叶蔬菜各适量。

制法：鲤鱼去磷、鳃和内脏，洗净待用。赤小豆洗净，加水煮开(赤小豆汤留用)，并将赤小豆与陈皮放入鱼腹内。将鱼放入盆内，加入姜、盐、赤小豆汤、鸡汤、玫瑰花，上蒸笼蒸约60~90分钟，待鱼熟透后即可取出。将绿叶蔬菜用开水烫熟后，放入鱼汤即可。

功效：活血化瘀，理气散结，利水消肿。

适应证：适用于胰腺癌化疗后气滞血瘀、食欲不振、脾失健运等。

三、放射治疗的药膳补充治疗

中医认为，放疗热毒损伤阴液，食疗以益气养阴为则。

桃仁生地粥

原料：桃仁21g，生地黄30g，桂心10g，粳米100g，生姜适量。

制法：桃仁去皮，桂心研末。将生地黄、桃仁、生姜加入适量的酒，浸泡取汁。粳米下锅内，加适量水烧开，再加入桃仁等浸泡出的汁，转用文火煮成粥，调入桂心粉末。早晚空腹食用。

功效：活血祛瘀，滋阴清热。

适应证：适用于胰腺癌放疗后气滞血瘀阴虚者。

四、微创介入治疗的药膳补充治疗

微创介入治疗主要包括粒子植入、射频消融等，治疗中可出现发热或术口或局部疼痛牵扯感。

1. 泥鳅马齿苋豆腐

原料：泥鳅600g，马齿苋60g，豆腐250g，盐、葱、姜、黄酒、麻油各适量。

制法：泥鳅去鳃、内脏，洗净，放入锅内，加盐、葱、姜、黄酒和清水各适量，用大火烧开。马齿苋洗净切碎，豆腐用开水烫开一下、切成小块，再将马齿苋与豆腐一并放入锅内，转用小火炖煮。炖至熟烂，加入麻油调味，装盘食用。

功效：清热解毒，利湿消肿，益气补中。

适应证：适用于胰腺癌微创介入治疗中出现发热等。

2. 栀子枸杞粥

原料：栀子仁5~10g，鲜藕10g，白茅根30g，枸杞40g，粳米130g。

制法：将栀子仁、白茅根、枸杞装入纱布袋内，加水煮，煎取药汁。药汁、藕节、清水与粳米，一起烧开后，转文火煮成稀粥。可加适量蜂蜜调味，早晚服用，鲜藕则可切片食用。

功效：清热利湿，凉血止血，除烦止渴。

适应证：适用于胰腺癌微创介入治疗中出现胁肋部胀满、腹痛等。

五、单纯中医药治疗的药膳补充治疗

部分患者仅单纯接受中医药治疗，此类患者也可配合药膳治疗。在中医辨证论治的基础上也可辨证施膳。

（一）脾虚气滞

证候特点：上腹部不适或疼痛按之舒适，面浮色白，纳呆，消瘦，便溏，恶风自汗，口干不多饮，舌质淡，苔薄或薄腻，脉细或细弦。

1. 山楂甜橙莲子糊

原料：山楂肉15g，甜橙一大个，石莲子肉60g，冰糖适量。

制法：甜橙绞橙汁备用。石莲子肉研细粉。先加水适量，放入山楂煮沸半小时后去渣，然后加入冰糖适量，再加鲜橙汁搅匀，放入莲子粉调糊，温服。

功效：行气祛瘀，消食开胃。

适应证：适用于胰腺癌体质虚衰、脘腹胀满不思饮食者。

2. 山药扁豆粥

原料：怀山药30g，扁豆10g，粳米100g。

制法：山药洗净、去皮、切片。扁豆煮半熟，加粳米、山药煮成粥。每日2次，早、晚食用。

功效：健脾化湿。

适应证：适用于胰腺癌脾虚、泄泻等。

(二) 湿热蕴结

证候特点：上腹部胀满不适或胀痛，发热缠绵，口渴而不喜饮，或见黄疸，小便黄赤，口苦口臭，便溏味重，心中懊侬，舌红苔黄或腻，脉数。

茵陈红糖饮

原料：茵陈15g，红糖30g。

制法：将茵陈洗净，入锅加水适量，煎煮30分钟去渣取汁，趁热加入红糖，待红糖溶化即成。

功效：清热利湿退黄。

适应证：适用于胰腺癌肝胆湿热内蕴者。

(三) 气滞湿阻

证候特点：上腹部胀满不适或胀痛，腹部肿块明显，胸闷气短，纳食减少，或大便溏薄，肢体乏力，甚至面浮足肿，舌淡苔白腻，脉濡细或细弦。

1. 玫瑰花饮

原料：玫瑰花瓣10g，茉莉花5g。

制法：将花与绿茶 5g 同置大杯中，以沸水冲泡 10 分钟即可。

功效：理气解郁，疏肝健脾，扶正抗癌。

适应证：适用于胰腺癌气滞内阻者。

2. 消胀粥

原料：上好生薏苡仁 100g，茅苍术 20g，炒山楂 30g，谷麦芽(炒焦)各 50g，莱菔子 50g。

制法：上料捣碎后，置锅中，加水，小火焖煮成粥。每次 1 小碗，作点心，一日 2~3 次。

功效：健脾祛湿，消食和胃。

适应证：适用于胰腺癌气滞腹胀纳差者。

(四) 阴津不足

证候特点：上腹部胀满不适或胀痛，低热，午后颧红，盗汗，口干喜饮，便燥行艰，舌质红、苔燥或少苔，脉细数。

1. 杞子冬麦蛋丁

原料：枸杞、冬麦各约 10g，瘦猪肉 30g，鸡蛋 5 个。

制法：肉剁碎，鸡蛋打碎隔水蒸、切成粒状。将猪肉、枸杞、冬麦、蛋粒一起炒匀即可。

功效：养阴，补益肝肾。

适应证：适用于胰腺癌手足心热、盗汗、头昏目涩，腰膝酸软者。

2. 桃仁生地粥

原料：桃仁 21g，生地黄 30g，桂心 10g，粳米 100g，生姜适量。

制法：桃仁去皮，桂心研末。将生地黄、桃仁、生姜加入适量的酒，浸泡取汁。粳米下锅内，加适量水烧开，再加入桃仁等浸泡出的汁，转用文火煮成粥，调入桂心粉末。早晚空腹食用。

功效：活血祛瘀，滋阴清热。

适应证：适用于胰腺癌气滞血瘀阴虚等。

(吴万垠　赵越洋　周宇姝)

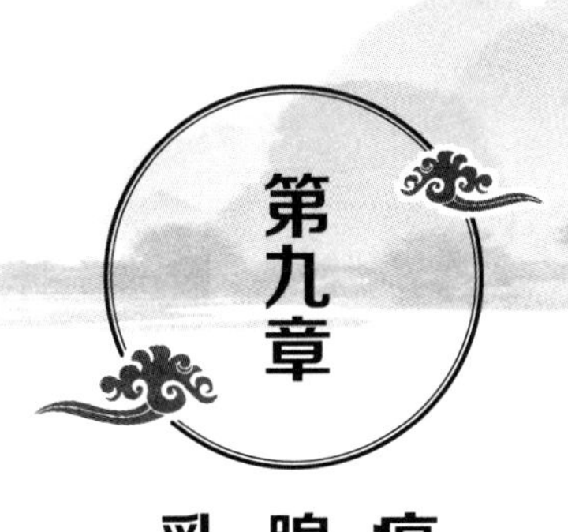

乳腺癌

乳腺癌已成为全球女性首发恶性肿瘤，且已成为发病率上升最快的恶性肿瘤之一，每年全球新增病例达3%~4%。在世界各地间，乳腺癌的发病率也存在显著差异：北美、西欧、北欧、大洋洲和以色列犹太人定居区为高发地区，其次为东欧、南欧及拉丁美洲，亚洲的发病率最低。

我国乳腺癌发病率和死亡率逐年上升。而且我国人口基数大，每年女性乳腺癌新增发病例数超过16.9万，占全球12.25%，仅次于美国的18.2万，位列全球第二，乳腺癌现状不容乐观。

我国内地乳腺癌发病率存在明显城乡差异，高发地区主要集中在经济发达的大城市，尤其是京、津、沪。内地农村地区女性乳腺癌发病率居恶性肿瘤发病率的第5位，而城市地区乳腺癌仅次于肺癌，为女性第二大常见恶性肿瘤。我国港、澳、台地区的乳腺癌发病率较内地高。

目前，乳腺癌的治疗以手术、放疗、化疗、内分泌治疗、分子靶向治疗、中医药治疗等为主。在不同治疗过程中，联合合理的食疗和药膳可减轻患者不良反应，增强疗效。以下对临床上常用乳腺癌疗法的药膳补充治疗分而述之。

一、手术治疗的药膳补充治疗

乳腺癌手术前后都要适量进补，以增强营养。

1. 番茄花生大枣粥

原料：花生米、大枣各30~50g，粳米100g，新鲜番茄适量。

制法：取花生米、大枣，先煮之，熟时再加入洗净的粳米煮成粥，食用前拌入洗净切碎的适量番茄，每日 1~2 次。

功效：扶正益气，健脾护胃。

适应证：虚弱的癌症患者，癌症术后的患者。

2. 薏仁粥

原料：薏苡仁 20g，糯米（或粳米）50g。

制法：将薏仁洗净后，放入锅内，加水 500ml，煮至八成熟，再加入糯米（或粳米）煮成稠粥。

功效：化湿消肿，和中运脾。

适应证：乳腺癌术后脾胃虚弱者。

3. 海蜇马蹄汤

原料：海蜇 100g，马蹄（荸荠）120g。

制法：先将荸荠削去皮、切成片，海蜇洗净、切碎。炒锅烧热后加少许油，约四成热，将荸荠、海蜇入锅，略炒后加水，煮沸后加入盐等调味，即可食用，喝汤或佐餐。

功效：清化热痰，软坚散结。

适应证：乳腺癌术后痰浊内阻者。

4. 姜丝菠菜

原料：菠菜 300g，鲜姜 3g，精盐 3g，酱油 5g，醋适量，香油 6g，花椒油 3g。

制法：将菠菜摘去黄叶，洗净，切成 6~7cm 大小的段。鲜姜去皮，切成细丝。锅内加清水，置火上烧沸，加入菠菜段略焯，捞出控净水，轻轻挤一下，装入盘内晾凉，把鲜姜丝及调料一起加入凉菠菜中，拌匀入味即可。

功效：健脾开胃。

适应证：乳腺癌术后食欲不振者。

5. 猪肠汤

原料：猪肠 600g。

制法：将猪肠洗去油脂，翻过来用盐或醋洗净肠液，再用沸水烫洗后放入锅内，加入山药、茯苓大火煮20分钟，之后加入用冷水浸泡的莲子和薏苡仁，用小火煮至猪肠烂熟，加少许盐，每天早晚各用1次。

功效：健脾止泻，促进食欲。

适应证：乳腺癌术后出现大便泥状的患者。

6. 滋阴花椒汤

原料：花椒50g。

制法：花椒提前1天用清水炖煮半小时，不必捞出。第2天加入适量姜、葱、烧酒，同时把当归、切片的鸡肉放入花椒汤，加适量清水炖至鸡肉烂熟即可。

功效：滋阴养血，益气扶正。

适应证：乳腺癌术后气血亏虚、微有低热者。

7. 玫瑰乌豆泥鳅汤

原料：玫瑰花15g，乌豆50g，泥鳅250~300g。

制法：玫瑰花去净蕊蒂，乌豆洗净，泥鳅理净。先将乌豆、泥鳅加水同煎至乌豆熟烂，再放入玫瑰花煎20分钟，和油盐调味服食。

功效：疏肝解毒，补中和胃。

适应证：乳腺癌破溃渗液或术后愈合不良者。

8. 杞子茉莉炖乌鸡

原料：杞子10g，茉莉花（干品）10g，乌骨鸡1只（约500g）。

制法：杞子洗净；鸡宰杀后去毛及肠脏等，用纱布包好茉莉花放入鸡腹中，竹签缝好鸡腹切口。将杞子、乌骨鸡放锅内加水炖熟烂，去茉莉花、竹签，和盐调味，饮汤或佐膳。

功效：补血理气，滋养肝肾。

适应证：晚期乳腺癌消瘦虚衰、烦闷疼痛或术后之调补。

二、化学治疗的药膳补充治疗

化疗期间，应配合饮食减轻毒副反应。

1. 土茯苓人参茶

原料：土茯苓 50g，人参 10g，青皮 15g。

制法：人参先煎半小时后，再把土茯苓、青皮加入共同煎煮，去药渣，留取药液当茶饮用，或当做药液经常饮用。

功效：益气通络，导滞散结。

适应证：适用于少气乏力、胃口不好、吃不下的乳腺癌患者；或乳腺癌放疗、化疗时，有各种不良反应的患者；以及乳房表面红肿不平、皮下有大小结节的乳腺癌患者。

2. 忍冬饮

原料：忍冬藤 20g，贝母 20g，半夏 10g，青皮 20g。

制法：四药共煎，用此药液当茶饮用；或用此药液炒菜煮汤食用。

功效：清热消肿，散结消瘀。

适应证：适用于乳房有红肿硬结、灼热般痛的乳腺癌患者；以及乳腺癌手术切除后，进行放疗、化疗时，有恶心、呕吐、胃口不佳等症状的患者。

三、放射治疗的药膳补充治疗

经过放疗，乳腺癌患者的皮肤会有局部发红或疼痛的感觉，随着治疗的进行，可扩散到照射部位以外，而在后期，还会出现一系列并发症，如皮肤变硬、淋巴水肿、疲劳感等。因此，患者在这一段时间内应注意多休息，并加强营养。

1. 门冬橘叶汤

原料：天门冬 12g，橘叶 20g，红糖适量。

制法：将天门冬、橘叶用水清洗，放砂锅中加水 2 000ml，用中火煮沸，约 20 分钟，取汁加入红糖，频饮。

功效：养阴清肝，散结通络。

适应证：适用于乳腺癌放疗后肝阴虚者。

2. 灵龟补髓汤

原料：灵芝 10g，乌龟 1 只，猪脊骨 200~300g。

制法：灵芝用布包；乌龟宰后去肠脏，连龟甲同用，斩碎；猪脊骨连髓带肉斩断。将灵芝、乌龟、猪脊骨一起加入清水适量熬煎3小时以上，去灵芝渣，和盐调味后，饮汤食肉。

功效：清肝滋阴，养阴补髓。

适应证：晚期乳腺癌或放疗后烦躁不寐，或癌肿破溃渗液者。

3. 当归炖穿山甲肉

原料：当归15g，川芎6g，穿山甲肉50g。

制法：将上料放入砂锅内武火煮沸，然后用文火隔水炖2小时，饮汤吃肉。

功效：理气化瘀。

适应证：乳腺癌气滞血瘀者，症见乳房硬块肿痛、乳头下陷、消瘦、神疲乏力、低热、食欲减退，舌质暗红，苔黄腻，脉弦滑。肿块破溃者禁用。

四、分子靶向治疗的药膳补充治疗

以曲妥珠单抗为主的分子靶向治疗期间，乳腺癌患者应以提高免疫力为主。

1. 芥子甲鱼汤

原料：白芥子12g，苏子12g，莱菔子15g，鲜海带50g，活甲鱼350g，清水鸡汤适量。

制法：将苏子、莱菔子、白芥子装入纱布袋中，扎紧袋口备用。将海带洗净泥沙，切成小方块。把活甲鱼宰杀放血，去除内脏及爪甲，将甲鱼背壳、腹板剔除，留下裙边，将甲鱼肉切成小块备用。将以上食材及药材与清水鸡汤一起用武火煮沸，再用小火煮20分钟。

功效：软坚散结，消除癌肿。

适应证：适合各种癌症患者食用，尤其是鼻咽癌、肺癌、乳腺癌、淋巴肉瘤、脑瘤、食管癌、胃癌、肝癌等恶性肿瘤患者。

2. 蒜苗肉包子

原料：蒜苗、肉适量。

制法：将蒜苗和肉按4∶1比例制成馅，加适当调味品，做包子蒸熟食用。

功效：扶正抗癌，提高免疫力。

适应证：一切恶性肿瘤、白血病等，并可预防肿瘤的复发和转移，提高患者免疫力。

五、内分泌治疗的药膳补充治疗

乳腺癌内分泌治疗（他莫昔芬、阿那曲唑等）期间，关节/肌肉疼痛、阴道流血、阴道干燥、食欲不振/恶心呕吐等类围绝经期综合征的副反应强烈，食疗应以调节机体阴阳平衡为主。

1. 留行黑豆汁

原料：王不留行30g，黑豆120g，红糖适量。

制法：将黑豆放入锅内，加入适量清水，用大火烧开，转用文火熬煮2小时，取汁待用。王不留行研成粉末后，和黑豆汁液加红糖调匀，放入瓷碗内，隔水蒸透即可，每天服2次。

功效：活血消肿止痛，祛风解毒利水。

适应证：适用于乳腺癌有明显热象的患者。

2. 海带肉冻

原料：海带、猪肉适量，少量桂皮、大茴香等调味品。

制法：将海带泡软、洗净、切丝，带皮猪肉等量、洗后切小块，放锅内加适量水，再加桂皮、大茴香等调味品，用文火煨成烂泥状，加盐，盛入方盘内，晾冷成冻，吃时切成条，佐饭食之。

功效：益气扶正。

适应证：乳腺癌内分泌治疗患者。

3. 海菜蚝豉兔肉煲

原料：海菜（干品）15g，蚝豉干30g，兔肉250g。

制法：海菜用清水浸泡洗净，兔肉切块。将蚝豉干、兔肉加清水适量煮2小时，再放入海菜煮30分钟，和盐调味服食。

功效：滋阴润燥，消肿散结。

适应证：内分泌治疗合并烦热疼痛、口干痰多者。

4. 干贝豆腐汤

原料：干贝50g，银耳10g，豆腐500g。

制法：干贝上笼蒸熟；银耳用水泡开；豆腐搅成泥状，与鸡茸一同放碗中，加蛋清、菱粉、盐拌匀，再把青菜汁倒入茸中拌匀。然后将银耳、干贝及豆腐茸等放在一起，蒸熟倒入鸡汤，每天早晚各食用1次。

功效：滋阴扶正。

适应证：乳腺癌内分泌治疗阴虚内热者。

六、单纯中医药治疗的药膳补充治疗

（一）肝郁痰凝证

证候特点：情志抑郁或急躁，胸闷胀痛，或经前乳房或小腹作胀，乳房肿块皮色不变，质硬而边界不清，苔薄，脉弦。

1. 茉莉玫瑰花茶

原料：茉莉花5g，玫瑰花瓣10g，抗癌保健茶10g。

制法：将茉莉花、玫瑰花瓣和抗癌保健茶一同放进大杯中，用沸水冲泡。待花和茶泡开之后即可饮用，连服3~4周。

功效：理气解郁散瘀，疏肝活血健脾，扶正解毒抗癌。

适应证：适合乳房肿块、肝郁气滞型乳腺癌患者作日常饮料用。

2. 橘皮粥

原料：青橘皮、青橘叶、橘核各20g，薏苡仁50g，粳米100g，红糖适量。

制法：青橘皮、青橘叶、橘核放入锅内加适量清水煎煮成汁，去橘皮、橘叶、橘核后，在橘汁中加入粳米、薏苡仁，用大火煮沸，转用慢火熬煮，至八成熟时，加入红糖拌匀，再煮至米熟成粥，每天

1~2餐。

功效：行气、散结、消积。

适应证：适用于气滞、肿块、乳腺癌初期等。

3. 丝瓜络鲫鱼汤

原料：丝瓜络15g，郁金、香附、当归、白芍各9g，鲫鱼1条，蘑菇30g，盐、米酒、葱、姜、麻油各适量。

制法：鲫鱼洗净，加葱段、姜片、米酒、盐腌渍；郁金、香附、当归、白芍、丝瓜络等装入纱布袋，煎成药汁，去药渣留药汁。先热油锅，油热后放鲫鱼，待鱼皮稍微煎黄，取出备用。锅内放入葱段、姜片略炒，加入药汁、盐、米酒、蘑菇片，煮沸后，加入鲫鱼，煮至鱼入味后，起锅盛入盘中，淋上麻油即可。

功效：健脾和胃柔肝，养血理气解郁。

适应证：适用于肝气郁结、气血运行不畅、结滞于乳中的肿块等。

4. 佛手粥

原料：佛手30g，粳米200g，冰糖适量。

制法：将佛手洗净切开，放入锅内，加清水煎煮，先用大火烧沸，转用中火熬煮30分钟，去渣留汤。粳米加水、佛手汤熬煮，再加冰糖，继续用慢火熬成粥，每天服1~2次，连服7~10天。

功效：疏肝和胃，行气止痛。

适应证：适用于肝郁、气滞、血凝乳中、乳房肿块等。

（二）冲任失调证

证候特点：经事紊乱，常有月经前期乳房胀痛，或婚后未生育，或有多次流产史，乳房结块坚硬，舌淡苔薄，脉弦细。

佛手甲鱼汤

原料：佛手10g，白花蛇舌草30g，半边莲20g，大枣10枚，甲鱼1只（约500g，去肠杂，洗净，切块）。

制法：将前4味药用水浓煎2次，取汁300ml，和甲鱼炖熟食用。

功效：理气疏肝，调理冲任。

适应证：乳腺癌肝郁气滞者，症见乳房肿块胀痛、乳头下陷、消瘦、胸闷不舒、嗳气、月经不调，舌质淡红，苔薄白，脉弦。

（三）正虚毒炽证

证候特点：乳房肿块扩大，溃后愈坚，渗流血水，不痛或剧痛，精神萎靡，面色晦暗或苍白，饮食少进，心悸失眠，舌紫或有瘀斑，苔黄，脉弱无力。

百合海带乳鸽汤

原料：乳鸽1只（约200~300g），百合50g，海带30g。

制法：乳鸽去毛及内脏、洗净、切小块，百合洗净，海带洗净、剪断，加水适量，文火煎煮2小时以上，和盐调味，饮汤食鸽肉。

功效：解毒散结，滋肾补虚。

适应证：晚期虚弱烦闷、患处疼痛者。

（四）气血两亏证

证候特点：多见于癌肿晚期或手术、放化疗后，患者消瘦，面色萎黄或白，头晕目眩，困倦乏力，少气懒言，术后切口瓣坏死糜烂，时流渗液，皮肤灰白，腐肉色暗不鲜，舌质淡，苔薄白，脉沉细。

1. 杏仁银耳

原料：干银耳30g，南杏仁、北杏仁各50g，白糖150g，干桂圆肉15g，菱粉适量。

制法：银耳以温水浸泡，拣去杂质后洗净，然后放入碗内，加开水适量，上蒸笼用大火蒸1小时左右；杏仁用开水浸泡后剥去外衣，磨成杏仁浆，然后用纱布袋挤虑出杏仁汁，装碗待用。将白糖、桂圆肉、银耳、杏仁汁一起放进锅内，加清水350ml，烧开后，用菱粉勾芡，即可起锅装碗食用。每天分2次服用，可连服2~3周。

功效：滋阴健脾，润肺补气血。

适应证：适用于痰咳气喘、气血不足、脾胃虚弱、吃得少、肿块疼痛及乳腺癌晚期患者。

2. 灵芝腐丝汤

原料：灵芝粉15g，豆腐皮2张（切丝），枸杞20g，番茄50g，水发香菇30g（切丝），猪排骨汤1 000g。

制法：将猪排骨汤倒入砂锅内，入灵芝粉、豆腐皮丝、枸杞、香菇丝及适量精盐煮熟，再加入番茄即可食用。

功效：补益气血。

适应证：乳腺癌气血虚弱者，症见乳房肿块已久，乳头下陷、消瘦、心慌气短，神倦乏力、面色苍白、腰酸腿软、头晕目眩，舌淡少苔，脉沉细。

3. 雪蛤膏

原料：蛤士蟆6g，蜜糖适量。

制法：蛤士蟆洗净、去筋及卵子，清水浸泡3~4小时，切成小块。锅中加入清水、蜜糖和蛤士蟆，煎约半小时，分次温服。

功效：补肺滋肾。

适应证：晚期乳腺癌体质虚弱、短气纳呆者。

（五）脾虚胃弱证

证候特点：术后或放、化疗后，食欲不振，神情疲倦，四肢疲软，恶心欲呕，舌质淡，苔薄白或偏黄，脉细弱。

1. 山楂甜橙莲子糊

原料：山楂肉15g，甜橙一大个，石莲子肉60g，冰糖适量。

制法：甜橙绞橙汁备用，石莲子肉研细粉。先加水适量，放入山楂煮沸半小时后去渣，然后加入冰糖适量，再加鲜橙汁搅匀，放入莲子粉调糊，温服。

功效：消食开胃。

适应证：体质虚衰、脘腹胀满不思饮食者。

2. 乌鸡菜胆翅

原料：乌骨鸡1只（约300g），小白菜100g，鱼翅（浸泡后湿品）100g。

制法：乌骨鸡宰后去毛及肠脏，全鸡勿斩细；鱼翅洗净。将二物加适量清水，密盖炖2小时以上，放入细嫩全颗小白菜再炖半小时，和盐调味服食。

功效：滋阴养血，健脾补虚。

适应证：体虚眩晕短气、纳呆消瘦者。

（李龙妹　周宇姝　蔡姣芝）

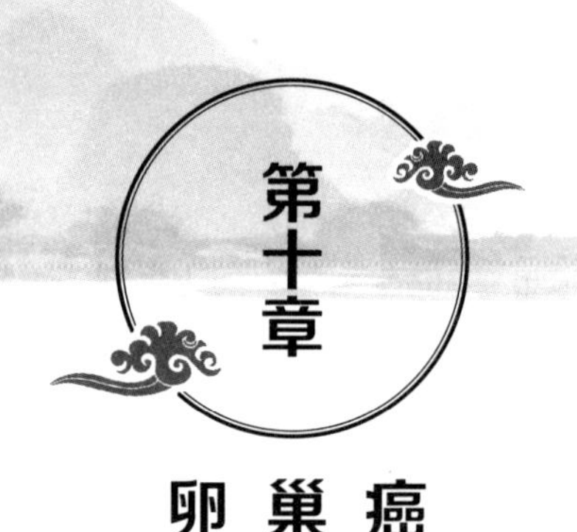

第十章 卵巢癌

卵巢癌是女性生殖系统常见恶性肿瘤之一，是死亡率最高的妇科恶性肿瘤，总的生存率在 50% 左右。

古代文献中没有卵巢癌的病名，但根据其症状和体征，属于中医“癥瘕”“积聚”“肠覃”等范畴。《黄帝内经》载：“任脉为病，男子内结七疝，女子带下瘕聚。”“肠覃……寒气客于肠外，与卫气相搏，气不得荣，因有所系，癖而内著，恶气乃起，瘜肉乃生。其始生也，大如鸡卵，稍以益大，至其成如怀子之状，久者离岁，按之则坚，推之则移，月事以时下，此其候也。”相关的发病部位、症状描述与现在所认识的卵巢癌相似。

由于卵巢癌早期诊断率低，手术切除根治的概率低，故目前卵巢癌的治疗主张手术、放疗、化疗、介入治疗等对症及支持治疗。在不同治疗过程中，联合合理的食疗和药膳可减轻患者不良反应，增强疗效。以下对临床上常用卵巢癌疗法的药膳补充治疗分而述之。

一、手术治疗的药膳补充治疗

手术治疗易损伤气血，导致气血亏虚，可同时在术前术后兼以辨病抗癌。

1. 桑寄生煲鸡蛋

原料：桑寄生 30g，鸡蛋 2 个，清水适量。

制法：桑寄生洗净后切片，与鸡蛋加水同煮熟。取鸡蛋，去壳后再煮 3~5 分钟。

功效：补益肝肾，养血安神。

适应证：良恶性卵巢肿瘤皆可，主要用于小腹部肿块固定不移者，可用于术前气血虚弱者。

2. 参芪健脾汤

原料：高丽参10g，黄芪10g，党参18g，山药18g，枸杞15g，当归10g，陈皮5g，桂圆肉14g，猪排骨300g或整光鸡1只，盐、胡椒适量。

制法：高丽参、黄芪等中药洗净后放入布袋中扎口，和排骨或鸡一起加水煮，先大火后小火，煮2~3小时。捞出布袋，加入盐、胡椒等调味品即可，每次1小碗，每日1次，吃肉喝汤。

功效：健脾，益肺，开胃。

适应证：用于卵巢癌术后的调理。

3. 排骨扁豆苡仁汤

原料：扁豆30g，薏苡仁30g，猪排骨250g。

制法：加水熬汤，盐油调味服用，每日1次，每日1剂，常服。

功效：健脾祛湿。

适应证：卵巢癌并发腹水的患者。

4. 商陆粥

原料：商陆10g，粳米100g，大枣5枚，清水适量。

制法：先将商陆用水煎汁，去渣，然后加入粳米、大枣煮粥，空腹饮之。微利为度，不可过量。

功效：通利二便，利水消肿。

适应证：主要用于卵巢癌排尿困难所致腹水。

5. 黄芪枸杞粥

原料：黄芪50g，枸杞15g，粳米100g。

制法：黄芪、枸杞煮汤，去渣留汤备用。以此汤加粳米煮粥，经常食用。

功效：补益气血。

适应证：适用于卵巢癌术后气血虚弱者，或未经手术而气血不足者。

6. 参贞粥

原料：太子参100g，女贞子20g，粳米50g。

制法：太子参、女贞子煮汤，去渣留汤备用。以此汤加粳米煮粥，经常食用。

功效：补益气血。

适应证：适用于术后气血虚弱，同时胃口不佳者。

二、化学治疗的药膳补充治疗

化疗常造成消化道反应和骨髓抑制，食疗应以调理脾胃、减轻副作用为主。

1. 鱼肚猪肉糯米粥

原料：鱼肚50g，猪肉100g，糯米100g，盐、冷水适量。

制法：猪肉切丝；鱼肚浸泡1天后，切成细丝。两者同糯米一起放入锅内，加冷水煮成粥，用盐调味，即可。

功效：补中益气，养血滋阴。

适应证：主要适用于卵巢癌化疗后消瘦虚弱、不思饮食者。

2. 香椿鱼丝

原料：香椿50g，鲨鱼肉60g，食油、盐、酱油、淀粉、料酒。

制法：鲨鱼肉洗净切丝，香椿洗净切段。炒锅倒入食油烧热，将鲨鱼肉下锅中翻炒，加香椿、料酒、酱油、盐，用水淀粉勾芡，淋上熟植物油，翻炒即成。每日1次，连服7日。

功效：抗癌强身，清热止血，涩肠燥湿。

适应证：卵巢癌化疗后体虚，伴有腹泻者更佳。

3. 菱粉粥

原料：粳米100g，菱粉40g，红番茄少许。

制法：先用粳米煮粥，待煮至米熟后，调入菱粉、红番茄少许，同煮为粥。

功效：益气护胃，扶正抗癌。

适应证：卵巢癌化疗后脾胃虚弱者。

三、放射治疗的药膳补充治疗

中医认为，放疗热毒损伤阴液，食疗以益气养阴为则。

马兰头炒石耳

原料：马兰头 60g，石耳 10g，鸡丝 30g，火腿丝 30g，食油、盐、姜丝适量。

制法：诸味洗净，炒锅加食油烧热，先下鸡丝、火腿丝、姜丝略炒，再加马兰头、石耳翻炒，加盐，拌匀即成。

功效：清热凉血，利湿解毒。

适应证：适用于卵巢癌放疗后身热者。

四、卵巢切除后的药膳补充治疗

铁树叶大枣汤

原料：铁树叶 200g，大枣 10 枚。

制法：两味洗净入锅，加水适量，煎煮取汁。每日 1 剂，分 3 次服，30 日为 1 个疗程。

功效：补虚，止血，抗癌。

适应证：适用于卵巢癌切除术后气血亏虚、潮热盗汗者。

五、单纯中医药治疗的药膳补充治疗

部分患者仅单纯接受中医药治疗，此类患者也可配合药膳治疗。在中医辨证论治的基础上也可辨证施膳。

(一) 气血瘀滞型

证候特点：腹部坚硬、固定肿块，小腹疼痛，坠胀不适，面色晦暗，形体消瘦，肌肤甲错，神疲乏力，胃纳减少，二便不利，舌质暗紫、有瘀斑，脉细或弦。

田七排骨汤

原料：田七 5~10g，排骨 250g，葱、姜、蒜、米酒各适量。

制法：将田七、排骨放进大碗中，加葱、姜、蒜及适量米酒，放进电锅中蒸熟即可。

功效：散瘀软坚散结。

适应证：适用于有下腹疼痛、月经不畅，或同时有腹部肿块的卵巢癌患者。

（二）湿热瘀毒型

证候特点：腹部肿块，腹胀，纳差不欲饮，二便不畅，或伴有不规则阴道流血，舌质暗红或绛紫，舌苔黄腻，脉滑或数。

鲜炒木耳

原料：木耳 150g，姜丝、辣椒丝各 10g，植物油 60ml，醋 5ml，糖 10g，盐 5g。

制法：木耳洗净，切丝。先在油锅内爆香姜丝、辣椒丝，并放盐，再将木耳快炒约 1 分钟，加入糖、醋，再炒几下，即可。

功效：益气补血止血。

适应证：可用于卵巢癌合并感染、破裂病情稳定者。

（三）气阴两虚型

证候特点：腹中积块日久，日渐消瘦，神疲乏力，面色苍白，时有低热或腹大如鼓，不思饮食，舌红少苔，脉弦或弱。

1. 红烧鳝鱼

原料：黄鳝 1 条，猪肉 120g，大蒜、酱油适量。

制法：黄鳝洗净切块，猪肉切块。先热油锅，倒入黄鳝、猪肉翻炒，再加酱油、大蒜红烧。

功效：扶正补虚。

适应证：适用于体力虚弱的卵巢癌患者。

2. 葵花向阳汤

原料：葵花托盘 2 只，枸杞 30 粒，核桃肉 10 枚，猪肉 30g，调料适量。

制法：诸味洗净，猪肉切片。将枸杞、核桃肉、猪肉片摆放于葵花托盘上，加调料，入蒸锅蒸熟。每日 1 次，连汤食用。

功效：滋阴补血，补肾固精。

适应证：卵巢癌腰膝痿软者。

3. 乌贼白果

原料：乌贼肉60g，白果10枚，调料适量。

制法：两味洗净，入锅中，加水适量，煮至肉烂，加调料即成。每日1次，连汤服用。

功效：养血滋阴。

适应证：适用于卵巢癌体虚者。

（四）痰湿凝聚型

证候特点：腹部肿块，腹水明显，胃脘胀痛，身倦无力，纳呆，舌淡苔白腻，脉滑。

1. 夏枯草白蜜膏

原料：夏枯草200g，红糖60g，蜂蜜适量。

制法：将夏枯草洗净、切碎后装入纱布袋，放入砂锅内，加水适量，先用大火烧开，再转用中火熬煮。每隔2分钟取药汁1次，加水再煮，共取药汁3次，合并药汁，加入红糖后搅匀。然后将加入红糖后搅匀的药汁用小火煎熬浓缩，加入等量蜂蜜，煮沸后停火，待冷，装瓶备用。每次1~2汤匙，以开水冲化饮服，每天3次，连服3~4周。

功效：化痰散结，清热解毒。

适应证：痰湿型卵巢癌。

2. 乌贼炒猪肉

原料：乌贼1只，猪肉120g。

制法：乌贼洗净、切片，猪肉切块。起油锅，将乌贼、猪肉一起炒，加适量调味料，炒熟即可。

功效：补脾益肾止带。

适应证：适用于白带过多的痰湿型卵巢癌患者。

（蔡姣芝　李龙妹　周宇姝）

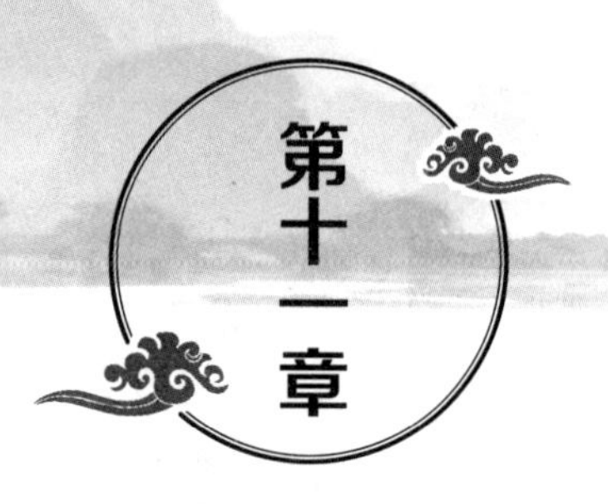

第十一章 宫颈癌

宫颈癌是全球女性生殖系统最常见的恶性肿瘤之一，发病率居第2位，仅次于乳腺癌，尤其是在经济发达国家；在我国患病率居女性生殖道恶性肿瘤的首位，严重威胁女性生命和健康。据统计，全球每年约有50万新发宫颈癌病例，占所有癌症新发病例的5%；患者死亡近27万。我国每年新发病例13万~15万，约占全球发病总数的1/3；我国每年宫颈癌死亡人数约为5万。

宫颈癌属中医“带下病”“崩中”“癥瘕”等范畴。宫颈，中医称“子门”或“胞门”，属奇恒之府“女子胞”的一部分。隋代巢元方《诸病源候论》载：“带下病者，由劳伤血气，损动冲脉、任脉，致令其血与秽液兼带而下也。冲任之脉，为经脉之海。经血之行，内荣五脏，五脏之色，随脏不同。伤损经血，或冷或热，而五脏俱虚损者，故其色随秽液而下，为带五色俱下。”唐代孙思邈《备急千金要方》载：“崩中漏下，赤白青黑，腐臭不可近，令人面黑无颜色，皮骨相连，月经失度，往来无常，小腹弦急。”明代张景岳更提出“交接出血而痛”：“凡妇人交接即出血者，多由阴气薄弱，肾元不固……”。

宫颈癌的发生，是多种因素的综合结果。七情所伤，五脏气血乖逆，怒伤肝，忧思伤脾，疏泄失常，气血郁滞而成癥瘕；或气血失调，气不运血，血停为瘀，瘀阻经脉，日久不化而成癥瘕；下血未止，而合阴阳，或湿郁化热，久遏成毒，湿毒下注，遂成带下，抑或外感湿热，阻滞气血，气血不通，形成瘀血，湿热瘀毒互结，血不归经，至先期而经多；饮食不节，或忧愁思虑伤脾，运化失职，水湿注于下焦而成带下，痰湿凝聚胞中，结成癥瘕；早婚多产、不节房事伤肾，肾阴亏损，精血不足，冲任失养；或肝肾阴虚，阴虚生内热，虚火妄动，崩漏而生；或先天肾气不足，或早产、多产，不节房事，损伤肾气，致冲任不固，而生带下、崩漏诸证。

宫颈癌早期以手术治疗为主，术后行辅助放化疗；中晚期以放化疗为主。各种治疗手段均有不足，可出现不同的不良反应，而合理的食疗和药膳可减轻患者不良反应、增强疗效，起到补充治疗作用。以下对临床上常用宫颈癌疗法的药膳补充治疗分而述之。

一、手术治疗的药膳补充治疗

手术治疗易损伤气血，导致气血亏虚。宫颈癌术后偶会出现排尿功能异常。围手术期的食疗以益气扶正、调理气血，兼以利尿化浊为主。

1. 炒扁豆泥

原料：白扁豆250g，葡萄干、京糕适量，核桃仁20g，白糖100g，猪油10g。

制法：扁豆洗净，煮烂，搓碎，加水去皮，倒在纱布上滤去水分，制成泥待用。炒勺置火上，放入猪油、白糖、核桃仁、葡萄干、扁豆泥同炒，待水分炒干后装盘，并将京糕剁成末撒在上面，即成。

功效：健脾益气，渗湿利尿。

适应证：主要用于宫颈癌湿浊型带下过多、体倦乏力者。

2. 莲米苡仁排骨粥

原料：莲米30g，苡仁50g，排骨2 500g，冰糖500g，姜、葱、花椒、盐、黄酒、麻油各适量。

制法：莲米浸后去皮、心，与苡仁同炒香捣碎，水煎取汁；排骨洗净，放药液中，加拍破的姜、蒜、花椒，煮至七成熟时，去泡沫，捞出晾凉。将汤倒入另一锅内，加冰糖、盐，文火上煮浓汁，倾入排骨，烹黄酒，翻炒后淋上麻油。佐餐服用。

功效：补气健脾利湿。

适应证：适用于宫颈癌术后正气不足，疲倦乏力，食欲不振，小便不利者。

3. **参苓粥**

原料：人参 10g，白茯苓（去黑皮）10g，粳米 100g，生姜 10g，食盐少许。

制作：将人参、白茯苓、生姜水煎，去渣取汁。将粳米下入药汁内煮作粥，临熟时加入少许食盐，搅和匀。空腹食用。

功效：健脾益气，补虚。

适应证：适用于宫颈癌术后虚羸少气；亦可治胃气不和，不思饮食，日渐消瘦。

4. **薯蓣粥**

原料：山药 100~150g（或干山药 45g），白面粉 100g，葱、姜、红糖各适量。

制作：将鲜山药洗净，刮去外皮，捣烂，或将干山药捣罗为末。将山药同面粉相和，加入冷水调成糊后入沸水中搅匀煮作面粥，再加入葱、姜、红糖，稍煮即可。空腹食用。

功效：健脾益气，养心。

适应证：适用于宫颈癌术后脾胃虚弱、心气不足、食欲不振、消化不良、心慌心跳、自汗盗汗、腹泻久、带下等。

5. **薏苡仁菱角茶**

原料：薏苡仁 50g，菱角 100g。

制作：将薏苡仁、菱角洗净，同放入砂锅，加水煎煮 2 次，每次 30 分钟，合并 2 次滤液，混匀即成。当茶饮，早晚 2 次分服，频频饮用。

功效：健脾补肺，清热祛湿抗癌。

适应证：适用于宫颈癌小便不利者。可作为防癌抗癌茶疗饮品。

6. **西洋参甲鱼汤**

原料：活甲鱼 1 只（约 500g），清水 1 500ml，西洋参片 25g，大枣 8 枚，姜 3 大片，黄酒 1 茶匙（5ml），盐 1/2 茶匙（3g）。

制作:将甲鱼去头、内脏,斩成四大块,洗净后备用。汤锅中倒入水,大火煮开后,倒入黄酒,将甲鱼块和壳,一起放入沸水中焯2分钟后捞出,并撕去甲鱼壳内侧透明的硬皮。西洋参、大枣用清水洗净,备用。砂锅内放入清水1 500ml,大火煮开后,放入甲鱼煮2分钟,如再有浮沫的话,就撇除干净,然后放入西洋参、大枣和姜片,盖上盖子,改成小火煲煮2个小时。食用前,加入盐调味即可。

功效:益气滋阴。

适应证:适用于宫颈癌术后辅助放疗灼伤阴津者。(来源:中医药膳食疗网)

二、化学治疗的药膳补充治疗

宫颈癌化疗主要是以紫杉醇类+铂类药物,常造成骨髓抑制和消化道反应。食疗应以调理脾胃以补虚、理气和胃以止呕为则。增强食欲,宜多吃一些营养丰富的食物。

1. 紫苏生姜大枣汤

原料:鲜紫苏叶10g,生姜3块,大枣15g。

制作:鲜紫苏叶切成丝;大枣放在清水里洗净,然后去掉枣核;生姜切成片。将紫苏叶、姜片、大枣一起放入盛有温水的砂锅里用大火煮,锅开以后改用文火炖30分钟。30分钟之后,将紫苏叶、大枣和姜片都捞出来,然后再把枣挑出来放回锅里继续用文火煮15分钟。15分钟之后,汤就做好了。

功效:暖胃散寒,助消化行气。

适应证:适用于化疗后恶心呕吐者。

2. 陈皮瘦肉末粥

原料:陈皮5g,猪瘦肉25g,粳米50g。

制作:先将陈皮、粳米煮粥至熟,去陈皮,加入瘦肉末,再煮至熟烂。

功效:行气健脾,降逆止呕。

适应证:适用于脘腹胀痛、嗳气呕吐者。气虚及阴虚燥咳者不宜食。

3. 玫瑰花茶

原料：玫瑰花瓣5g，茉莉花3g，云南抗癌保健茶3g。

制作：上料同放于茶缸中沸水冲泡后，代茶饮。

功效：理气解郁，疏肝健脾，散瘀止痛。

适应证：适用于化疗期间心情压抑、乳房胀痛者，但消化道出血时不可饮。

4. 茯苓包子

原料：茯苓粉5g，面粉100g，猪瘦肉50g。

制作：上料做成发面包子。

功效：健脾开胃，除湿化痰，养心安神。

适应证：适用于化疗期间纳差、营养不良者。

5. 洋参大枣苡仁羹

原料：西洋参3g，大枣5枚，生薏苡仁20g。

制作：大枣先去核，后用温水浸泡。将西洋参与薏苡仁同煮至六成熟，加入大枣同煮至熟烂，加少量勾芡，或打成匀浆服。

功效：益气生津，健脾利湿，补脾营卫。

适应证：适用于化疗期间纳差、乏力及口干者。

6. 参归白鸽

原料：党参、当归20g，白鸽1只。

制作：党参、当归用纱布扎好，与鸽同煮至熟烂。

功效：气血双补，益气养脾。

适应证：适用于化疗期间乏力、贫血者。

三、放射治疗的药膳补充治疗

中医认为，放疗射线为热毒之邪，易损害机体津液，导致气阴两虚。食疗以益气养阴为则。

1. 生熟地煲脊骨

原料：生地黄50g，熟地黄50g，猪脊骨400g，瘦肉250g，蜜枣

10g，姜 2 片。

制作：生地黄、熟地黄洗净切片，蜜枣洗净去核，猪脊骨斩件，瘦肉切块。将所有原料及清水 2 500ml 放入汤煲中，大火烧开，撇去泡沫，转小火煲 90 分钟，再用大火煲 30 分钟，精盐调味即可。

功效：滋阴清热。

适应证：适用于放疗期间口干、局部灼热者。

2. 瑶柱黄精煲海刺龟

原料：海刺龟 200g，瘦肉 400g，瑶柱 20g，黄精 10g，鸡脚 2 对，陈皮 3g，桂圆 5g，姜 2 片。

制作：瑶柱、黄精、桂圆洗净，陈皮洗净、浸泡 30 分钟，瘦肉切块，鸡脚剁去爪尖，海刺龟用温水浸泡开、洗去沙。将所有原料及清水 2 500ml 放入汤煲中，大火烧开，撇去泡沫，转小火煲 90 分钟，再用大火煲 30 分钟，精盐调味即可。

功效：养阴益气，补肾止消。

适应证：适用于放疗期间乏力者。

3. 西洋参银耳粥

原料：西洋参 3~5g，银耳 25g，粳米 50g。

制法：西洋参研末备用。银耳炖至酥烂后放入淘净的粳米，再加适量清水煮成稠粥，煮好后兑入西洋参粉，搅匀即可。

功效：益气养阴和胃。

适应证：适用于放疗期间乏力、口干者。

4. 沙参天冬瘦肉汤

原料：沙参 20g，天冬 15g，瘦肉 150g。

制法：将沙参、天冬与瘦肉同炖至熟烂，去渣，吃瘦肉喝汤。

功效：养阴生津润燥。

适应证：适用于放疗期间口干者。

5. 放疗减毒药膳（广东省中医院刘伟胜提供）

原料：绿豆、臭草、粳米、鲜鱼腥草各 50g。

制法：将以上药膳材料加水 1 000ml 同煎，小火熬煮半小时，加入调料(食用盐),午餐及晚餐服用。放疗前开始服用,放疗过程中每天1剂,分2次服用。

功效:益气养阴,清热解毒。

适应证:主要用于放疗期间出现口渴咽干等阴虚毒热征象者。

四、分子靶向治疗的药膳补充治疗

常用于治疗宫颈癌的靶向药有血管内皮生长因子抑制剂、环氧合酶抑制剂等,出现的常见不良反应主要为皮疹、腹泻及口腔溃疡等。

1. 口腔黏膜炎药膳(广东省中医院吴万垠提供)

原料:白茅根100g,马蹄10个,甘蔗3节(剖开),胡萝卜3个(切片)。

制法:以上加水约1 000ml共煮,煮沸后小火再煮30~45分钟,冷却后作为凉茶每日多次饮用。

功效:清热养阴,生津愈疡。

适应证:宫颈癌患者口服靶向药物(如安罗替尼等)治疗或肿瘤患者免疫低下引起的口腔溃疡、口腔疼痛等。

2. 茯苓薏苡仁莲子羹

原料:茯苓50g,薏苡仁、莲子各30g。

制法:茯苓、莲子、薏苡仁拣净后,放入温水中浸泡30分钟,同放入砂锅,加清水适量,大火煮沸后改用小火煨煮1小时。

功效:健脾益气,滋阴清热。

适应证:宫颈癌分子靶向治疗期间暂未出现皮疹时食用以预防皮疹(腹泻患者不建议食用)。

3. 银花连翘饮

原料:金银花30g,连翘20g,甘草10g。

制法:金银花、连翘及甘草加水煮20分钟后代茶饮。

功效:清热解毒。

适应证：宫颈癌分子靶向治疗期间皮疹明显者（腹泻患者不建议食用）。

4. **金银花绿豆粥**

原料：鲜金银花50g（或干药材30g），绿豆100g，甘草20g，粳米100g。

制法：金银花、甘草加水煮1小时，过滤取汁，然后加绿豆、粳米煮成粥食用。

功效：清热解毒。

适应证：宫颈癌分子靶向治疗期间口腔溃疡及皮疹，皮疹色红者（腹泻患者不建议食用）。

5. **苡仁怀山粥**

原料：怀山药30g，薏苡仁30g，砂仁10g，粳米100g。

制法：将药材洗净，放入温水中浸泡30分钟，与粳米同放入砂锅，加清水适量，大火煮沸后，改用小火煨煮1小时。

功效：健脾利水止泻。

适应证：宫颈癌分子靶向治疗期间出现纳差、腹泻者。

6. **茯苓白术怀山粥**

原料：茯苓20g，白术10g，石榴皮20g，怀山药、粳米各100g。

制法：将药材洗净，放入温水中浸泡30分钟，与粳米同放入砂锅，加清水适量，大火煮沸后，改用小火煨煮1小时。

功效：健脾止泻。

适应证：宫颈癌分子靶向治疗期间腹泻、便溏较明显者。

五、生物治疗的药膳补充治疗

目前，宫颈癌常用的生物治疗主要是预防性疫苗及树突状细胞（DC）疫苗治疗。生物治疗期间的食疗原则以扶正、提高免疫力为主。

1. **花旗参黄芪乌鸡汤**

原料：花旗参、黄芪各15g，乌骨鸡1只（约500g），生姜、葱、盐适量。

制法：黄芪、花旗参洗净备用，乌骨鸡去内脏及头颈。将以上所有配料塞到鸡肚内后，放入锅内煮，大火烧开，然后改用小火炖至汤浓收汁，调味即可。

功效：健脾益气。

适应证：适用于宫颈癌倦怠、少气、乏力等气虚者，并可提高免疫力。

2. 怀山炖排骨

原料：党参 30g，怀山药 30g，排骨 500g，姜、葱适量。

制法：党参、怀山药洗净，备用；排骨洗净，剁成小块，备用；姜、葱洗干净，姜拍松，葱切段，备用。之后，将排骨、党参、怀山药、姜、葱一起，加清水 2 000ml，武火煮沸后，小火煮 20 分钟。

功效：健脾益气。

适应证：适用于宫颈癌少气、乏力及头晕等气虚者，可协同提高免疫力。

3. 核桃大枣苡仁粥

原料：核桃 30g，大枣 10 枚，薏苡仁 200g，燕麦 200g。

制法：泡好核桃、大枣、薏苡仁，把燕麦清洗干净，倒进电饭锅里，加适量水熬煮即可。等粥滚开了就换到熬粥挡，出锅前放些红糖。

功效：补肾生血。

适应证：适用于宫颈癌腰酸、乏力等脾肾亏虚者，可协同提高免疫力。

4. 黄精粥

原料：黄精 20g，粳米 100g，白糖适量（糖尿病者加盐）。

制法：黄精洗净，放入砂锅内，加入适量水煎煮，然后取汁去渣。粳米洗净，放入锅内煮成粥，然后加入药汁和适量白糖（或盐），再稍煮片刻。

功效：健脾补肾。

适应证：适用于宫颈癌乏力、头晕等血虚者，可协同提高免疫力。

5. 当归黑枣鸡汤

用料：当归 50g，黄精 50g，黑豆 50g，大枣 4 枚，鸡 1 只，精盐、生姜各适量。

制法：将去毛和内脏的鸡洗净，去肥膏，放入滚水中煮 8 分钟，捞起沥干；黑豆放入未加油的炒锅中炒至豆皮裂开，然后洗净沥干水；当归、黄精和大枣、生姜均洗净，然后把当归、生姜切片，大枣去核，待瓦煲内的水烧沸后，将其和鸡都放入煲内，水再烧沸时用中火煲 3 小时，调入精盐即可饮用。

功效：补肾生血。

适应证：适用于宫颈癌疲倦、乏力及头晕等血虚者，可协同提高免疫力。

针对免疫制剂引起的皮疹详见分子靶向治疗的药膳补充治疗。

六、微创介入治疗的药膳补充治疗

微创介入治疗主要包括粒子植入、射频消融等，可出现术口或局部疼痛牵扯感。食疗原则以健脾益气活血为主。

1. 田七人参炖鸡

原料：西洋参 20g，田七 10g，乌骨鸡 1 只（约 500g），生姜、葱、盐适量。

制法：西洋参、田七洗净备用，乌骨鸡去内脏及头颈。将所有配料和鸡一起放入锅内同煮，大火烧开，然后改用小火炖至汤浓收汁，调味即可。

功效：益气活血。

适应证：适用于宫颈癌微创介入治疗后局部疼痛者。

2. 山药山楂粥

原料：山药、山楂各 20g，糖适量，粳米 100g。

制作：先将山药切成小片，与山楂一起泡透后，再加入所有材料，加水用火煮沸后，再用小火熬成粥。

功效：健脾消食活血。

适应证：适用于宫颈癌微创介入治疗后纳差者。

3. 三七炖鸡

原料：三七 10g，鸡 1 只（约 500g），调料适量。

制法：将三七切片，鸡去毛杂、洗净，纳三七于鸡腹中，置锅内，加清水适量，文火炖沸后，加葱、姜、盐各适量，炖至鸡肉烂熟后，即可食用。每周 1~2 次。

功效：益气活血，化瘀止痛。

适应证：适用于宫颈癌微创介入治疗后局部疼痛者。

4. 灵芝三七饮

原料：灵芝 30g，三七粉 5g。

制法：将灵芝放入砂锅中，加过量清水，微火煎熬 1 小时，取汁兑入三七粉即成。

功效：益气活血止痛。

适应证：适用于宫颈癌微创介入治疗后局部疼痛者。

七、单纯中医药治疗的药膳补充治疗

部分患者仅单纯接受中医药治疗，此类患者也可配合药膳治疗。在中医辨证论治的基础上也可辨证施膳。

（一）肝郁气滞

证候特点：阴道流血或夹有少量血块，伴胸胁胀满，少腹胀感或痛，或全身窜痛，心烦易怒，口干苦，不思饮食，情绪郁闷，白带稍多，月经失调，舌质正常或稍红，苔薄白，脉弦。

佛手青皮粥

原料；佛手 30g，青皮 20g，粳米 500g。

制法：将佛手、青皮切成小块，和粳米一起，加水适量，煮粥食用。

功效：健脾行气。

适应证：适用于胸胁胀满、小腹胀痛、白带多、情绪郁闷等及肝郁气滞型宫颈癌患者。

（二）血瘀内阻

证候特点：面色晦暗，精神狂躁，赤白带下伴恶臭，盆部固定性疼痛连及腰脊部，舌质紫暗或瘀点瘀斑，脉沉或涩。

1. 三七鸡汤

原料：三七 10g，鸡肉 250g，生晒参 5g。

制法：三七捣碎，鸡肉、生晒参洗净。将全部材料放入锅中，加清水适量，小火煮 1 小时，加盐调味，吃肉饮汤。

功效：祛瘀止痛，养胃益气。

适应证：适用于乏力、疼痛的患者。（改自《抗癌药膳食疗方》）

2. 人参当归猪腰汤

原料：猪腰（肾）500g，人参 3g，当归 10g，山药 10g。

制法：将猪腰切开，剔去盘膜臊腺，洗净，放在锅内，加入人参、当归、山药，水适量，清炖至猪腰熟透，捞出猪腰，待冷，切成块或片，放在盘上浇酱油、醋、姜、蒜末、香油等调料，即可食用。

功效：健脾补肾，活血生血。

适应证：适用于宫颈癌腰部酸痛、乏力及纳差的患者。

（三）湿热瘀毒

证候特点：带下量多或较多，色黄，或黄赤兼下，或色如米泔，其味腥臭，尿黄便干，腹痛下坠感，口苦口干，舌质暗红或正常，苔黄或黄腻，脉弦数或弦滑。

三七薏仁粥

原料：三七 10g，薏苡仁 50g，粳米 100g。

制法：将三七、薏苡仁及粳米同煮粥，调味食用。每日 2 次。

功效：活血利湿。

适应证：适用于宫颈癌带下量多、腹痛有下坠感者。

（四）痰湿下注

证候特点：白带量多，形如痰状，体重身倦，头晕头重如裹，胸闷腹胀，口中淡腻，或痰多乏力，神疲纳少，舌质淡或正常，苔腻，脉滑或缓濡。

薏仁冬瓜陈皮羹

原料：薏苡仁 50g，冬瓜 500g，陈皮 15g，粳米 100g。

制法：冬瓜刮去外皮，薏苡仁洗净。将薏苡仁、冬瓜、陈皮及粳米放锅中，加水适量，用大火烧开，煮熟后，继用小火熬煮成羹，调味食用。可作早、晚餐食用。

功效：健脾祛湿化痰。

适应证：适用于宫颈癌带下量多、胸闷腹胀及痰多者。

（五）肝肾阴虚

证候特点：时有阴道流血，量少，色暗或鲜红，腰酸背痛，头晕耳鸣，目眩口干，手足心热，夜寐不安，易怒形瘦，时有颧红，便干尿黄，舌质红，苔少或有剥苔，脉弦细或数。

枸杞沙参麦冬膏

原料：枸杞、沙参、麦冬、黑芝麻各 50g，蜂蜜适量。

制法：将枸杞、沙参、麦冬及黑芝麻，加清水 500ml 放入锅内煎 20 分钟，取煎液 1 次；加水再煎，共取煎液 3 次；合并煎液，用小火熬成膏状，加蜂蜜 1 倍，至沸，停火后装瓶备用。

功效：补肾养阴。

适应证：适用于宫颈癌口干、乏力者（糖尿病患者忌服）。

（六）脾肾阳虚

证候特点：时有少量阴道流血，色青紫，神疲乏力、腰酸膝冷，纳少，少腹坠胀，白带清稀而多，或有四肢困倦，畏冷，大便先干后溏，舌质胖淡、苔白润，脉沉细或缓。

胡核桃银耳炖海参

原料：胡核桃 20g，银耳 10g，瘦猪肉 100g，海参 60g。

制法：胡核桃用开水浸泡后去皮，银耳浸开，瘦肉切丝，海参浸软切丝。将以上原料放入盅内炖1小时调味即可。

功效：补肾益精。

适应证：适用于宫颈癌神疲乏力、腰酸酸软者。

（黎金华 龙顺钦 蔡姣芝）

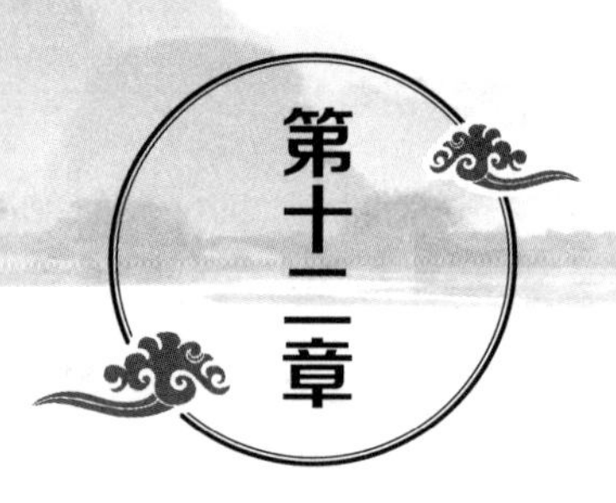

前列腺癌

前列腺癌是全球范围内男性第 2 位最常见癌症,在中国是男性第 6 位最常见癌症。近 10 年来,中国前列腺癌发病率快速上升,年均增长率已达 12.07%。老年男性是前列腺癌的高发人群,且年龄越大患病概率越高。中医学无前列腺癌这一病名,根据临床表现,归属于“癥积”“癃闭”“血尿”“血精”“虚劳”等范畴。西医学未明确病因,中医认为前列腺癌是内因、外因相互作用的结果。

前列腺癌早期,由于肿瘤局限,大多数患者无明显症状;如前列腺癌局部进行性增大,压迫其包绕的前列腺部尿道,可出现排尿障碍,表现为进行性排尿困难、尿频、尿急、尿痛、尿意不尽感等,严重时尿滴沥及发生尿潴留;当前列腺癌转移到骨时,可引起转移部位骨痛;晚期进展期前列腺癌可出现疲劳、体重减轻、全身疼痛等症状。由于疼痛严重影响饮食、睡眠和精神,经长期折磨,全身状况日渐虚弱,消瘦乏力,进行性贫血,最终全身衰竭,出现恶病质。

前列腺癌病理类型上包括腺癌(腺泡腺癌)、导管腺癌、尿路上皮癌、鳞状细胞癌、腺鳞癌。其中,前列腺腺癌占 95% 以上。因此,通常所说的前列腺癌就是指前列腺腺癌。前列腺隐匿癌:患者无前列腺疾病的症状体征,但淋巴结活检或骨穿刺标本病理学检查证实为前列腺癌;前列腺临床癌:临床检查诊断为前列腺癌,并可经过活检证实。也可通过患者血清前列腺特异性抗原(PSA)和前列腺酸性磷酸酶(PAP)来协助诊断。

一、手术治疗的药膳补充治疗

手术治疗易损伤正气,导致气血亏虚,因此手术期的药膳治疗,宜益气扶正、促进伤口愈合,减少并发症,控制感染,清热通淋。

1. 归参炖鸡

原料:母鸡1只,当归、党参各15g,葱、姜、米酒、食盐各适量。

制法:将当归、党参、葱、姜、食盐放入鸡腹内,然后将鸡放入砂锅内,加水、米酒烧开,用小火炖熟,即可食用。

功效:益气、补血、补虚。

适应证:适用于术后气血虚、食欲不振等。

2. 海藻昆布炖老鸭

原料:海藻30g,昆布50g,海浮石30g,白鸭1 000g,粳米50g,香菇50g。

制法:白鸭宰杀退毛,去内脏、脚爪后洗净;海藻、昆布、海浮石、粳米洗净,装入纱布袋中,扎紧袋口。将葱、姜、蒜、黄酒、盐及胡椒等调味品,与泡好洗净的香菇以及药袋一同放入鸭腹中。将鸭放入砂锅内,加清水后,大火煮炖10分钟后,改小火久炖至鸭肉烂熟脱骨,汤将收尽止。可食肉和香菇,药袋弃去。

功效:软坚散结,清热解毒利水。

适应证:下焦湿热、水肿的前列腺癌术后患者。

3. 蒜苗肉包子

原料:蒜苗500g,瘦猪肉125g。

制法:将蒜苗和肉做成馅,蒸包子食用。

功效:预防肿瘤的复发和转移。

适应证:适用于肿瘤术后纳差者。

4. 葵芯茶

组成:向日葵杆芯30g

制法:将向日葵杆剥去外皮,取洁白的芯,放入锅内,加水适量,烧开取煎水代茶饮。

功效：利水通淋，抗癌。

适应证：适用于小便不畅、淋沥不尽的前列腺癌患者。可常饮用。

5. 丝瓜海参汤

原料：丝瓜 100g，海参 50g，盐、米酒、葱、姜、生粉、植物油、鲜汤各适量。

制法：丝瓜去皮，切成小块；海参用开水烫熟捞出，切成约 5cm 见方的大块；葱切段，姜切片。热油锅，加入葱、姜爆香，放入丝瓜略炒，保持其翠绿色盛出。锅内放入鲜汤、米酒、盐、海参后煮沸，待煮成浓汤后，放入丝瓜，再烧开，用生粉勾芡，调味，盛入盘内即可食用。

功效：补肾益精，养血润燥，清热凉血，祛瘀解毒。

适应证：适用于精血亏损、虚弱劳倦、小便不利等，以及瘀毒型前列腺癌。

二、内分泌治疗的药膳补充治疗

内分泌治疗（包括药物与去势）主要用于晚期前列腺癌，主要是阻止或减少雄激素分泌。雄激素减少表现为失去性欲和性勃起功能障碍，还可引起贫血、骨密度异常和肠易激综合征的发生。

1. 海带肉冻

原料：海带、带皮猪肉等量。

制法：将海带泡软、洗净、切丝，带皮猪肉等量、洗后切小块，一起放锅内加适量水，再加桂皮、大茴香等调味品，用文火煨成烂泥状，加盐，盛入方盘内，晾冷成冻，吃时切成条，佐饭食之。

功效：扶正抑瘤。

适应证：内分泌系统肿瘤如甲状腺癌、乳腺癌、前列腺癌等。

2. 茉莉玫瑰花茶

原料：茉莉花 5g，玫瑰花瓣 10g，抗癌保健茶 10g。

制法：将茉莉花、玫瑰花瓣和抗癌保健茶一同放进大杯中，用沸水冲泡。待花和茶泡开之后,即可饮用,连服3~4周。

功效:疏肝活血健脾,扶正解毒抗癌。

适应证:内分泌紊乱的前列腺癌。

3. 胡萝卜鸡肝粥

原料:胡萝卜、糯米各90g,鸡肝50g,香菜末、香油、盐、胡椒粉各适量。

制法:糯米洗净,胡萝卜削去头尾杂物、洗净、切成丝。先热油锅,油热后加入鸡肝。胡萝卜快炒,加盐少许,炒入味后盛入碗内备用。将糯米放入锅中,加水适量,先用大火烧开,加入盐、香菜末、香油各适量。将煮好的粥加入鸡肝、胡萝卜、胡椒粉调味后,略煮,即可食用。每日1次,连服3~4周。

功效:养肝肾,补脾胃,解抑郁。

适应证:适用于肝气郁结、脾胃虚、食少,内分泌紊乱的癌症。

三、化学治疗的药膳补充治疗

化疗常造成消化道反应和骨髓抑制。食疗应以调理脾胃、和胃止呕为则。

1. 茯苓鸡肝汤

原料:茯苓15g,人参15g,白术15g,炙甘草5g,生姜10g,大枣6枚,鸡肝250g,料酒50ml,葱10g,盐3g。

制法:茯苓、大枣、人参、白术、炙甘草洗净,放入纱布袋内;姜切片,葱切段。鸡肝洗净,切成薄片。将药包、鸡肝放入炖锅内,加入清水适量,放入料酒、盐、姜、葱,置武火上烧沸,再用文火炖煮25分钟,调味即成。每日1次,每次吃鸡肝50~100g,喝汤,佐餐食用。

功效:补脾胃,止呕吐,增食欲,消癌肿。

适应证:适用于食欲不振、恶心、呕吐、浮肿的患者。

2. 山药粥

原料:怀山药100g,芡实50g,熟(炒)薏苡仁100g,蒲公英(洗净、鲜100g、干20g),老紫草30g。

制法：同熬为粥状。当点心食用，每次 1 小碗。

功效：补脾胃，止泻。

适应证：适用于化疗后食欲不振、腹泻等消化不良者。

3. 升麻大肠煲

原料：猪大肠 1 段（约 30cm 长），黑芝麻 100g，升麻 15g，葱、姜、黄酒、食盐。

制法：猪大肠洗净后，把黑芝麻、升麻放入猪大肠内，加葱、姜、黄酒、食盐适量，一起放入砂锅内煲，先用武火烧沸，再用文火炖 3 小时后即可食用。隔日 1 剂。

功效：补气养血。

适应证：适用于前列腺癌术后、放化疗后气血亏虚者。

四、放射治疗的药膳补充治疗

中医认为，放疗射线为热毒之邪，易损害机体津液，导致气阴两虚。食疗以益气养阴为则。放疗后可出现气血亏虚、水肿、恶心呕吐、食欲不振；尿急、尿频、排尿困难、血尿等。

1. 人参饭

原料：人参、枸杞各 30g，黄芪、当归各 50g，粳米 250g。

制法：黄芪、枸杞、当归煮汁，与粳米煮成饭，另取人参煮水，饭熟时加入人参水即可。

功效：扶正固本，提高免疫力，改善体质。

适应证：适用于放疗后气血亏虚者。

2. 三鲜茅根

原料：鲜茅根、淡竹叶各 20g，鲜藕 20g。

制法：鲜茅根、淡竹叶入锅煎，去渣留汁备用，鲜藕切段捣碎取汁，与煎药汁混合即可。

功效：清湿热，止血利尿。

适应证：适用于放疗后出现的尿频、尿急、排尿困难、血尿等。

3. 赤小豆粥

原料：赤小豆50g，米100g，白糖适量。

制法：将赤小豆洗净，放入锅内，加水适量，大火煮沸，再转用中火熬煮至赤小豆熟。将米放进赤小豆锅内，熬煮成粥，食用时加糖调味，作早、晚餐服食。

功效：清热解毒，利水消肿。

适应证：适用于放疗后水肿、小便不利等，以及湿热蕴结型前列腺癌。

4. 山楂扁豆山药粥

原料：山楂30g，扁豆30g，山药30g，米100g。

制法：将山楂、扁豆洗净，山药洗净、去皮，一起放入锅内，加水适量，大火煮沸，再转用中火熬煮至扁豆熟。将米放进锅内，熬煮成粥，食用时加糖调味，作早、晚餐服食。

功效：健脾开胃。

适应证：适用于放疗后出现的食欲不振、恶心呕吐等。

五、微创介入治疗的药膳补充治疗

微创介入治疗主要包括粒子植入、射频消融等，可出现术口或局部疼痛牵扯感，以及尿路、直肠、性功能方面的症状。食疗原则以健脾益气活血为主。

1. 附片炖鸡

原料：附片30g，母鸡1只(约500g)，葱段、姜片、黄酒、盐各适量。

制法：将附片放入鸡腹内，再将鸡放入砂锅内，加入葱段、姜片、黄酒、盐和清水。将砂锅置大火上烧开，转用小火炖煮，直至鸡肉熟烂即可。

功效：温肾散寒，健脾益气。

适应证：适用于脾肾阳虚，小便不通、淋沥不尽等。

2. 浮石海鲜汤

原料：海浮石30g，水发海参50g，紫菜20g，鲜扇贝50g，芦笋

100g，香菇 50g，胡萝卜 50g，鸡汤适量。

制法：海浮石放入砂锅中，加水煎煮，久煎成 1 小碗，弃去海浮石，留汁备用；扇贝、海参洗净，切条；芦笋、香菇、胡萝卜洗净，切条；紫菜清水浸泡，备用。将海浮石药汁同所有原料一起放入砂锅中（紫菜后放），按等比例加入鸡汤（清水鸡汤）和水以及葱、姜、盐、黄酒等调味品。用大火煮沸海鲜汤后，改小火慢煮至海参、胡萝卜等烂熟止。可加入少许食醋、胡椒粉、芫荽等提味调料食用。

功效：软坚散结，止血通淋等。

适应证：对前列腺癌引起的血淋尿痛疗效显著。也适合各种肿瘤患者经常食用。

3. 车前土茯苓乌龟汤

原料：新鲜车前草 90g，土茯苓 200g，乌龟 1 只。

制法：乌龟宰后去脏肠，连龟甲同用，斩碎。先将土茯苓、乌龟煎 3 小时以上，再放入车前草（用纱布包），武火煮沸 30 分钟，去车前草渣，和盐调味后，饮汤食龟肉。

功效：解毒利尿，滋阴补肾。

适应证：前列腺癌等泌尿系统肿瘤尿血、膏淋及尿频、尿急、尿痛者。

4. 陈皮瘦肉粥

原料：陈皮 9g，乌贼鱼骨 12g，猪瘦肉 50g，粳米适量。

制法：陈皮、乌贼鱼骨与粳米煮粥，煮熟后去陈皮、乌贼鱼骨，加入瘦肉片再煮，入食盐少许调味食用。每日 2 次，早、晚餐服用。

功效：降逆止呕，健脾顺气。

适应证：腹胀者可首选此膳。

六、单纯中医药治疗的药膳补充治疗

（一）脾肾阳虚

证候特点：小便不畅，或滴沥不尽，尿线无力，面色㿠白，消瘦，神疲倦怠，腰膝酸软，食少便溏，舌淡胖苔白，脉沉细无力。

1. 核桃薜荔粥

原料：核桃仁 50g，薜荔果 15g，大米 60g。

制法：核桃仁剥去外衣，薜荔果煎取药汁、去药渣。大米淘净后，加入核桃肉、薜荔果、药汁和清水适量，熬成米粥即可。

功效：温补肾阳。

适应证：适用于前列腺癌见疲劳无力、阳痿等。

2. 杜仲炖羊肾

原料：炒杜仲 20g，牛膝 20g，巴戟天 20g，羊肾 1 对。

制法：先将羊肾去脂膜，与三药共煮，熟后加盐、姜等调味，食肉饮汤。

功效：补肾壮阳。

适应证：适用于前列腺癌引起肾阳虚，症见形寒肢冷、腰膝酸软、疲乏无力。

3. 补骨脂煲羊肚

原料：补骨脂 15g，羊肚 150~200g。

制法：将羊肚切成小块，与补骨脂同置锅中，加水煲汤，调味，饮汤食肉。

功效：温补肾阳。

适应证：适用于前列腺癌引起的肾阳不足。

4. 冬虫夏草炖老鸡

原料：老雄鸭 1 只，冬虫夏草 30g。

制法：将冬虫夏草纳入鸭腹中，加清水适量，放瓦盅内隔水炖熟，调味服食。

功效：补肾益气。

适应证：适用于前列腺癌引起的体质虚弱。

（二）气血亏虚

证候特点：小便不畅，或滴沥不尽，尿线无力，神疲乏力，舌淡红或嫩红少苔，脉沉细数或涩。

1. 当归补血粥

原料：当归 10g，黄芪 50g，薏苡仁 50g。

制法：前两味药水煎取汁，加入薏苡仁煮至烂，加糖服用。

功效：补气养血。

适应证：适用于前列腺癌术后引起的面色无华、少气懒言等。

2. 龙眼花生粥

原料：龙眼肉 10g，连皮花生 25g，大枣 7 枚，猕猴桃 60g，粳米 100g。

制法：龙眼肉切碎，猕猴桃切片。将粳米、花生、大枣下锅，熬至米熟，放入龙眼肉、猕猴桃，熬成粥即可。

功效：健脾安神，补益气血。

适应证：前列腺癌所致气血虚弱，睡眠不佳。

3. 芪杞炖乳鸽

原料：乳鸽 1 只，黄芪 30g，枸杞 30g。

制法：将乳鸽去内脏、洗净，腹内纳入黄芪、枸杞，加调料适量，煮至熟烂。

功效：补气养阴。

适应证：前列腺癌所致气阴两虚，少气、烦躁等。

4. 黄花鱼紫河车

原料：黄花鱼鳔适量，党参 10g，北黄芪 15g，紫河车适量。

制法：黄花鱼鳔、紫河车用香油炸酥，研成细末，每次 6g，用北黄芪、党参煎汤冲服，每天 3 次，连续服用。

功效：气血双补。

适应证：适用于前列腺癌术后、放化疗后气血亏虚。

（三）湿热蕴结

证候特点：小便不利，或有尿道涩痛，尿色黄浊，小腹胀满，口干口苦。肛门检查示前列腺有硬结节，凹凸不平。舌质红，苔黄腻，脉弦滑。

1. 蛇草薏苡仁粥

原料：白花蛇舌草 80g，菱粉 50g，薏苡仁 50g。

制法：将白花蛇舌草洗净，加水 1 500ml，急火煮开，改文火煎 15 分钟，去渣取汁；加薏苡仁煮至裂开，再加菱粉煮熟即可。

功效：健脾利湿，清热。

适应证：适用于食欲不振、腹泻及尿频尿急等。

2. 绿豆车前子汤

原料：绿豆 50g，车前子 30g。

制法：将车前子用细纱布包好，绿豆淘洗干净，同置锅中加水烧开，改用小火煮至豆烂，去车前子，即可饮用。

功效：清热解毒。

适应证：适用于尿急、尿频、排尿困难等。

3. 蜂蜜南瓜汁

原料：新鲜南瓜适量，蜂蜜少许。

制法：南瓜洗净，压取汁液。1 杯汁液加入蜂蜜 1 汤匙调匀。每天 2~3 次。

功效：清热利水。

适应证：对前列腺癌术后、放化疗后引起的肝肾症状，以及各种水肿都有疗效。

（黎金华　龙顺钦　蔡姣芝）

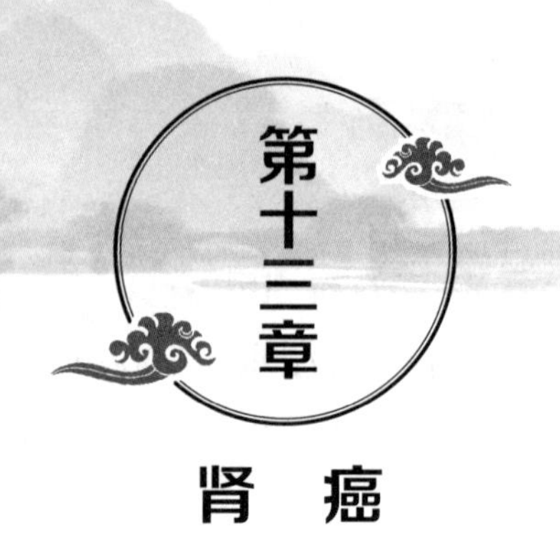

第十三章 肾 癌

肾癌在我国是第二常见的泌尿生殖系统肿瘤，发病率仅次于膀胱癌，约占成人恶性肿瘤的2%~3%。世界范围内各国或各地区的发病率各不相同，总体上发达国家高于发展中国家，男性多于女性，男女患者比例约为2∶1。我国试点市、县资料显示，我国肾癌发病率呈逐年上升趋势。

肾癌属于中医"溺血""腰痛"范畴，古代又有"肾积""痃癖""积""中石疽"等称谓。如《素问·四时刺逆从论》云："少阴有余病皮痹隐轸，不足病肺痹，滑则病肺风疝，涩则病积溲血。"《素问·脉要精微论》云："腰者肾之府，转摇不能，肾将惫矣。"《景岳全书》载："涩痛者为血淋，不痛者为溺血。"《诸病源候论》指出："癥者，由寒温失节，致腑脏之气虚弱，而食饮不消，聚结在内，渐染生长。块叚盘牢不移动者，是癥也。"肾癌是由素体久病或房事不节致肾气亏虚，水湿不化，湿毒内生，或外受湿热邪毒，湿毒下注，气滞血瘀，蕴结成块，久结成癌瘤所致。由此可见，肾癌是因虚所致，虚实夹杂，本虚标实之病；肾癌病位在肾，与脾关系密切。

肾癌早期以手术治疗为主，首选根治性手术切除；晚期应采用以内科治疗为主的综合治疗。内科治疗包括化学治疗、生物治疗（如CTLA-4、PD-1或PD-L1抑制剂）及分子靶向治疗（索拉非尼、舒尼替尼和贝伐珠单抗等）。对于晚期肾肿瘤引起严重血尿、疼痛等症状的患者，也可通过姑息性肾切除术达到缓解症状，提高生活质量的目的。各种治疗手段均有不足，可出现不同的不良反应，合理的食疗和药膳可减轻患者不良反应、增强疗效，起到补充治疗作用。以下对临床上常用肾癌疗法的药膳补充治疗分而述之。

一、手术治疗的药膳补充治疗

肾癌围手术期的食疗以益气养血、补益脾肾为主。

1. 黄芪虫草老鸭汤

原料:黄芪30g,冬虫夏草15g,老鸭1只。

制法:用纱布包黄芪,去鸭毛和内脏,将黄芪、冬虫夏草纳入鸭腹,竹签缝合,加适量水炖至烂熟,少量盐调味,喝汤吃肉,分次服用。

功效:益气养血,补益脾肾。

适应证:适用于肾癌术前或术后气血不足之神疲乏力、面色无华、头晕纳呆者。

2. 黄芪枸杞煲水鱼

原料:黄芪30g,枸杞20g,水鱼1只(约500g)。

制法:用纱布包黄芪,去鱼鳞及内脏、洗净切块,放入枸杞,加水适量炖熟烂,去黄芪渣,油、盐少许调味,分次食用。

功效:健脾益气,补肾和血。

适应证:肾癌术后气虚阴血不足,低热乏力、食欲不振者。

3. 黄芪粳米粥

原料:黄芪60g,粳米50g,红糖少许。

制法:先将黄芪加水煎煮40分钟,取药汁与粳米共同煮粥,加入红糖烊化后食,每天2次,早晚各1次。

功效:健脾益气。

适应证:肾癌术后脾气亏虚,少气乏力、纳差者。

4. 龙眼猪骨炖乌龟

原料:龙眼肉30g,猪脊骨300g,乌龟1只(约105~250g)。

制法:将猪脊骨斩细;用沸水烫乌龟,使其排尽尿液,截去头爪,去除内脏,洗净切块。上料加适量水久熬,少量盐调味,分次服用。

功效：补益气血。

适应证：肾癌术前或术后气血亏虚，头晕心悸、神疲乏力者。

5. 北芪猪腰汤

原料：北芪 30g，猪腰 1 个，猪排骨 100g。

制法：北芪切片洗净，用纱布包扎好。猪腰洗净，切成腰花。猪排骨洗净，斩块。将北芪、猪排骨一起加入适量清水，以文火炖 2 小时后，放入腰花煮沸 15 分钟，和盐调味，饮汤或佐膳。

功效：补肾助阳，益气利水。

适应证：肾癌体虚乏力或术后尿频尿短者。（来源：周岱翰、林丽珠主编《中医肿瘤食疗学》）

二、化学治疗的药膳补充治疗

化疗往往出现恶心呕吐、纳差乏力、白细胞计数降低等副反应。食疗应以调理脾胃、和胃止呕为则，适当选择一些开胃和营养丰富的食物有利于减轻副反应。

1. 砂仁怀山炖猪肚

原料：砂仁 15g，怀山药 50g，猪肚 1 只。

制法：砂仁捣碎，猪肚洗净并去除脂肪。将砂仁、怀山药纳入猪肚内，加水适量，慢火炖至猪肚烂熟，少量盐调味，喝汤或佐膳。

功效：健脾益气，开胃止呕。

适应证：适用于肾癌化疗后胃气上逆，恶心欲呕、食欲不振者。

2. 内金谷姜兔肉汤

原料：鸡内金 15g，谷芽 30g，生姜 3 片，兔肉 100g。

制法：上料加水适量共煲汤，少量盐调味，喝汤吃肉，分次服用。

功效：健脾和胃，滋肾养血。

适应证：适用于肾癌化疗后脾虚纳呆，肾虚血少者。

3. 枸杞甲鱼瘦肉汤

原料：枸杞 30g，甲鱼 1 只（约 500g），猪瘦肉 150g。

制法：先放甲鱼在热水中游动，使其排尿后，杀死切开，去内脏，洗净切块，然后加清水适量，与枸杞、猪瘦肉共炖烂熟，分2~3次服完。

功效：补肾健脾。

适应证：适用于肾癌化疗后脾肾亏虚，少气乏力者。（来源：吴万垠、刘伟胜主编《肿瘤科专病中医临床诊治》）

4. 枸杞海参瘦肉煎

原料：枸杞15g，海参250g，猪瘦肉100g。

制法：先将海参浸透、剖洗干净，然后与猪瘦肉均切成片状，加水适量，再与枸杞共煮至烂熟，调味食用，分次服完。

功效：补肾益髓。

适应证：适用于肾癌化疗后肝肾损伤，精血不足，健忘失眠等。

5. 香菇虫草炖鸡

原料：香菇20g，冬虫夏草15g，未下蛋母鸡1只（约500g）。

制法：香菇去蒂，并去鸡毛及头脚和内脏，纳香菇、冬虫夏草入鸡腹，竹签缝口，加水适量，慢火炖2小时，调味服食，可分2~3次服完。

功效：补虚健脾益肾。

适应证：适用于肾癌化疗后脾肾不足，免疫力下降等。

三、分子靶向治疗的药膳补充治疗

靶向药物（索拉非尼、舒尼替尼和贝伐珠单抗）的常见不良反应是皮疹、腹泻及口腔溃疡等。

1. 口腔黏膜炎药膳（广东省中医院吴万垠提供）

原料：白茅根100g，马蹄10个，甘蔗3节（剖开），胡萝卜3个（切片）。

制法：上料加水约1 000ml共煮，煮沸后小火再煮30~45分钟，冷却后作为凉茶每日多次饮用。

功效：清热养阴，生津愈疡。

适应证：适用于肿瘤靶向药物（索拉非尼、舒尼替尼和贝伐珠单抗等）治疗或肿瘤患者免疫低下引起的口腔溃疡、口腔疼痛等。

2. 金银花连翘粥

原料：鲜金银花50g（或干药材30g），连翘20g，甘草20g，粳米100g。

制法：金银花、连翘及甘草加水煮1小时，过滤取汁，加粳米煮成粥食用。

功效：清热解毒。

适应证：适用于肾癌分子靶向治疗期间口腔溃疡及皮疹明显者（腹泻患者不建议食用）。

3. 金银花绿豆粥

原料：鲜金银花50g（或干药材30g），绿豆100g，甘草20g，粳米100g。

制法：金银花、甘草加水煮1小时，过滤取汁，再加绿豆、粳米煮成粥食用。

功效：清热解毒。

适应证：适用于肾癌分子靶向治疗期间口腔溃疡及皮疹，皮疹色红者。（腹泻患者不建议食用）。

4. 党参怀山扁豆粥

原料：扁豆15g，党参30g，怀山药30g，薏苡仁30g，砂仁10g，粳米100g。

制法：将药材洗净，放入温水中浸泡30分钟，与粳米同放入砂锅，加清水适量，大火煮沸后，改用小火煨煮1小时。

功效：健脾化湿止泻。

适应证：适用于肾癌分子靶向治疗期间出现纳差、腹泻者。

5. 扁豆怀山粥

原料：扁豆50g，石榴皮20g，怀山药、粳米各100g。

制法：将药材洗净，放入温水中浸泡30分钟，与粳米同放入砂锅,加清水适量,大火煮沸后,改用小火煨煮1小时。

功效:健脾止泻。

适应证:适用于肾癌分子靶向治疗期间腹泻、便溏较明显者。

四、生物治疗的药膳补充治疗

生物治疗(如CTLA-4、PD-1或PD-L1抑制剂等)期间的食疗原则以扶正、提高免疫力为主。

1. 杜仲煲猪脊骨汤

原料:杜仲15g,猪脊骨(连骨带肉)300g,大枣20g。

制法:杜仲洗净,大枣洗净、去核,猪脊骨连骨带肉洗净、斩块。将以上三物一起加水适量,熬2小时,和盐调味,饮汤或佐膳。

功效:补肾养血,壮腰止痛。

适应证:适用于肾癌眩晕、腰膝痿软疼痛者。(来源:周岱翰、林丽珠主编《中医肿瘤食疗学》)

2. 海马田七乳鸽汤

原料:海马8~10g,田七6g,乳鸽1只。

制法:海马用温水洗净、浸泡10分钟,田七打碎,乳鸽去毛及内脏、洗净、切块,将三物一起放入锅内,加适量清水,煎煮约2小时,调味后饮汤食乳鸽。

功效:滋肾壮阳,活血散结。

适应证:适用于泌尿系统肿瘤尿痛尿血、体虚纳呆者。(来源:周岱翰、林丽珠主编《中医肿瘤食疗学》)

3. 荠菜粳米粥

原料:新鲜荠菜250g,粳米50g。

制法:先将荠菜洗净切碎,与粳米煮粥食,每日1次。

功效:健脾养胃。

适应证:适用于肾癌脾虚纳呆,神疲乏力者。

五、单纯中医药治疗的药膳补充治疗

部分不能耐受或不愿意接受手术、分子靶向治疗、免疫治疗或化疗患者，在接受单纯中医药治疗的同时可配合药膳治疗，在中医辨证论治的基础上也可辨证施膳。

（一）湿热下注

证候特点：无痛血尿，心烦口渴，低热，腰背酸痛或胀痛，恶心呕吐，舌质红，苔黄腻，脉细数或弦数。

1. 二仁汤

原料：桃仁 20g，生薏苡仁 30g，大米 100g。

制法：桃仁打碎，水煎取汁，加入生薏苡仁、大米，同煮成粥即可。

功效：清热利湿，养阴生津。

适应证：适用于肾癌血尿，低热口干者。

2. 海带薏苡仁蛋汤

原料：海带 20g，生薏苡仁 30g，鸡蛋 1 个。

制法：将海带洗净、切碎，生薏苡仁洗净、入高压锅炖烂，然后一起倒入锅中煮开，放入打匀的鸡蛋，加少许盐调味即可。

功效：清热利湿。

适应证：适用于肾癌尿血，心烦口渴者。

3. 赤豆茯苓汤

原料：茯苓 30g，白芍 20g，补骨脂 20g，黄芪 20g，赤小豆 100g，狗脊 30g，苦瓜 250g，胡萝卜 250g，猪肾 250g，食盐、油、葱、姜、蒜、胡椒粉适量。

制法：将药材洗净包好，与猪肾（切片）加佐料炖 2 小时，每日用 1 剂，食用 2~3 次。

功效：健脾利湿，益气补肾。

适应证：适用于肾癌尿血或小便不利，腰背酸痛或胀痛者。

4. 梨汁蔗浆荸荠露

原料：雪梨汁 1 份，甘蔗汁 2 份，荸荠 1 份。

制法：三者和匀冷服，或加热后温服。

功效：清热解毒利湿。

适应证：适用于肾癌尿血，心烦，低热口干者。

5. 灯心花鲫鱼粥

原料：灯心花 5~8 札，鲫鱼 1~2 条，白米 30g。

制法：将鲫鱼去鳞和内脏，用纱布包好，与灯心花、白米同煮成粥，连服 2~4 次。

功效：清热补虚利湿。

适应证：适用于肾癌尿血，腰痛，失眠多梦易醒者。

（二）肾气不足

证候特点：体弱无力，神疲乏力，面色萎黄，纳差，排尿无力，舌淡苔薄或白腻，脉弱或沉细无力。

1. 茯苓糕

原料：粳米 70g，糯米、莲子肉、芡实、茯苓、怀山药各 30g。

制法：上述 6 味药晒干，研末磨粉，加白糖适量，混匀，共蒸成糕。

功效：补益脾肾。

适应证：适用于肾癌腰背酸痛，神疲乏力，纳少者。

2. 菱粉薏苡仁粟米粥

原料：菱粉 60g，生薏苡仁 60g，粟米 60g。

制法：薏苡仁加水先煎，至裂开将熟时，入粟米、菱粉再煮至酥烂即可。

功效：益气补肾。

适应证：适用于肾癌排尿无力，倦怠乏力者。

3. 贞杞爆腰花

原料：猪肾 500g，女贞子、枸杞各 30g，桃仁 15g，红花 10g。

制法：猪肾洗净、切成腰花，加淀粉、黄酒；女贞子、枸杞、桃仁水煎至 500ml，红花后下 20 分钟，备用。腰花下油锅爆炒半熟时，将药汤放入，炖熟即可。

功效：补益肝肾，活血化瘀。

适应证：适用于肾癌尿血，排尿无力，舌质暗者。

4. 黄芪苁蓉粥

原料：生黄芪30~60g，肉苁蓉30g，粳米60g，陈皮末10g。

制法：先将黄芪、肉苁蓉煎汤去渣，然后加入粳米煮成粥，粥成后加入陈皮末即可。

功效：健脾补肾行气。

适应证：适用于肾癌排尿无力，胸闷脘痞及大便难解者。

（三）肝肾阴虚

证候特点：血尿频发，口干舌燥，虚烦失眠，五心烦热，头晕目眩，便干，形体消瘦，舌质淡红，少苔，脉细数。

1. 二至桑椹饮

原料：女贞子、墨旱莲各10g，桑椹15g，制首乌20g。

制法：水煎服，饮时加适量白糖。

功效：滋阴补肾。

适应证：适用于肾癌血尿频发，形体消瘦，头晕目眩者。

2. 枸杞萸肉鸭

原料：山茱萸50g，枸杞100g，茯苓100g，鸭1只。

制法：将鸭去肠子、洗净，与上述3味药加盐、生姜等调料炖烂，吃肉喝汤。

功效：补益肝肾。

适应证：适用于肾癌血尿，头晕目眩，心烦失眠者。

3. 白果发菜汤

原料：白果80g，发菜20g，鸡丝、鸭丝、肉丝各20g，鸡汤适量。

制法：白果煮熟。鸡汤煮发菜后，加鸡丝、鸭丝、肉丝、白果，煮熟时加上调料即可。

功效：滋阴固肾。

适应证：适用于肾癌血尿频发，头晕目眩，形体消瘦者。

4. 芡实白果粥

原料:芡实 30g,糯米 30g,白果 10 枚。

制法:洗净白果,去壳去心。将白果与芡实、糯米共煮成粥,每日 1 次,10 天为 1 个疗程。

功效:滋肾固精。

适应证:适用于肾癌血尿频发,腰背酸痛者。

(四) 气血两虚

证候特点:血尿频作,血色淡红,疲乏无力,自汗盗汗,面色无华,口干而不喜饮,腰痛腹胀,肿块增大,舌淡或红赤有瘀点,苔薄白,脉细弱或虚大而数。

1. 党参大枣汤

原料:党参 20g,大枣 10 枚。

制法:煎汤服用,或加糖调味。

功效:益气养血。

适应证:适用于肾癌神疲乏力,面色无花者。

2. 黄芪猪肉汤

原料:黄芪 40g,大枣 10 枚,当归 20g,枸杞 10g,瘦猪肉 500g(切碎块)。

制法:前 4 味药和猪肉加入调味品熬汤,吃肉喝汤。

功效:益气养血。

适应证:适用于肾癌神疲乏力,头晕心悸者。

3. 黄芪八宝饭

原料:黄芪 75g,薏苡仁 50g,糯米 250g,豆沙适量。

制法:薏苡仁煮熟,与豆沙拌匀;用黄芪煮水,再用黄芪水煮糯米饭。最后将薏苡仁、豆沙放入糯米中,蒸熟即可食用。

功效:益气养血。

适应证:适用于肾癌血尿频发,血色淡红,神疲乏力者。

4. 燕窝炖洋参

原料:燕窝 6g,西洋参 9g。

制法：燕窝用温水泡后去燕毛，西洋参切片，加清水适量，隔水炖12小时后服用。

功效：益气补肾。

适应证：适用于肾癌神疲乏力，腰背隐痛者。

(五) 脾肾阳虚

证候特点：体弱无力，神疲乏力，四肢不温，腰背冷痛，血尿、排尿不畅或小便清长，舌苔暗红，苔白，脉沉滑。

1. 黑豆炖猪肉

原料：黑豆50g，猪瘦肉100g。

制法：先将猪瘦肉置水中煮开，再下黑豆共炖，熟后加适量调味料，食肉饮汤。

功效：健脾补肾。

适应证：适用于肾癌体弱无力，四肢不温者。

2. 枸杞粥

原料：枸杞30g，粳米50g。

制法：二物同煮成粥，早晚食用。

功效：健脾补肾。

适应证：适用于肾癌血尿频发者。

3. 补肾化石核桃肉

原料：核桃1 000g，黄芪60g，石韦30g，鸡内金30g，金钱草250g，蜂蜜250g，白糖250g。

制法：核桃去壳取肉，备用。取细盐或沙约500g，倒入铁锅内。先将细盐或沙炒热，再倒入核桃肉，不断翻炒，至核桃肉皮呈嫩黄色，大约炒至10分钟时离火；离火后，继续翻炒，防止烧焦；待稍凉后，用铁筛筛去细盐或沙，冷却后，再脱出一部分核桃衣，备用。将黄芪、石韦、鸡内金、金钱草快速洗净，倒入大炒锅内，加冷水将烟雾浸没，中火煎40~60分钟，至药液煎成大半碗时，滤出头汁，再加水2大碗，至药液煎成大半碗时，滤出二汁，弃渣；先将药汁、蜂蜜、白糖倒入大瓷盆内，然后倒入核桃肉，搅拌均匀，瓷盆加盖,用旺火隔水蒸 3 小时后,离火。

功效:滋肾化石。

适应证:适用于肾癌血尿、排尿不畅者。

(谢伶俐　龙顺钦　蔡姣芝)

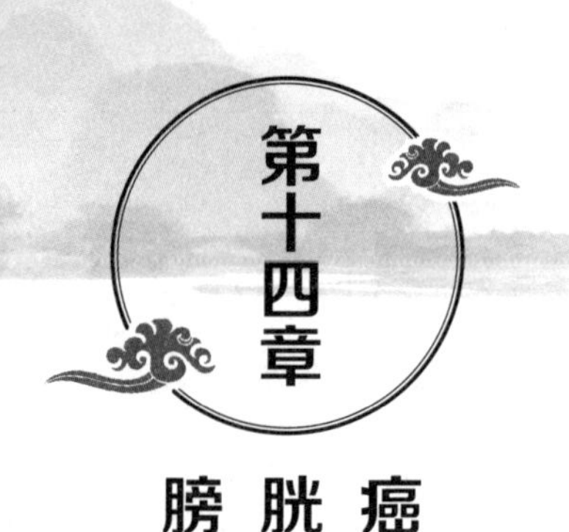

膀胱癌

膀胱癌是泌尿系统最常见的恶性肿瘤，也是全身十大常见肿瘤之一，占我国泌尿生殖系肿瘤发病率的第1位，而在西方其发病率仅次于前列腺瘤，居第2位。膀胱癌男性发病率是女性的3~4倍。在西方国家，膀胱癌的发病率呈增长趋势，但增幅已经逐渐减少甚至停止；在我国部分城市，肿瘤检测显示膀胱癌发病率有增高趋势。

膀胱癌各个主要症状和体征在中医学中称谓不一，属于中医"尿血""血淋""癃闭"等范畴。《素问·宣明五气》说："膀胱不利为癃，不约为遗溺。"《素问·气厥论》云："胞移热于膀胱，则癃溺血。"《诸病源候论》载："血淋者，是热淋之甚者，即尿血，谓之血淋。"《丹溪心法》指出："大抵小便出血……痛者谓之淋，不痛者谓之溺血。"膀胱癌为六淫或烟毒秽浊侵袭膀胱之腑，致脾肾受损或身体素虚，脾肾不足，导致水湿内停或气滞血瘀，湿瘀互结日久而成癌瘤。由此可见，膀胱癌是因虚所致，虚实夹杂，本虚标实之病；膀胱癌病位在膀胱，与脾、肾两脏关系密切。

根据膀胱肿瘤是否浸润肌层以及是否有远处转移将膀胱癌分为3类：非肌层浸润性膀胱癌、肌层浸润性膀胱癌和转移性膀胱癌。非肌层浸润性膀胱癌首选经尿道膀胱肿瘤切除术（TURBT）治疗，术后采用膀胱腔内灌注化疗或免疫治疗方案；肌层浸润性膀胱癌首选根治性膀胱切除术，术前术后可选择性采用全身化疗；转移性膀胱癌则以全身化疗为主。不管手术、膀胱灌注治疗还是全身化疗，均可出现不良反应；合理的食疗和药膳，一方面可减轻患者不良反应、增强疗效，另一方面可起到补充治疗作用。以下对临床上常用膀胱癌疗法的药膳补充治疗分而述之。

一、手术治疗的药膳补充治疗

膀胱癌术前主要控制肿瘤病变进展，改善症状；术后以促进气血恢复为主。

1. 党参虫草水鱼汤

原料：党参 30g，冬虫夏草 10g，水鱼 1 只（300~400g）。

制法：党参切细，水鱼宰杀后去肠脏、切方块。将三物加水适量（勿太多水），炖至熟烂，和盐调味，饮汤或佐膳。

功效：补中益气，填精养血。

适应证：适用于膀胱癌血虚气弱，纳呆消瘦者。（来源：周岱翰、林丽珠主编《中医肿瘤食疗学》）。

2. 金钱草煮老鸭

原料：金钱草 60g，老鸭半只（去皮脂后约 200g）。

制法：金钱草切段、洗净、纱布包扎，老鸭去皮脂、洗净切块，两者加入适量水，炖至熟烂，去金钱草药渣，和盐调味服食。

功效：滋阴补肾，通淋散结。

适应证：适用于膀胱癌纳呆、体虚、小便淋沥涩痛者。（来源：周岱翰、林丽珠主编《中医肿瘤食疗学》）。

3. 浮石海鲜汤

原料：海浮石 30g，水发海参 50g，紫菜 20g，鲜扇贝 50g，芦笋 100g，香菇 50g，胡萝卜 50g，鸡汤适量。

制法：海浮石放入砂锅中，加水煎煮，久煎成 1 小碗，弃去海浮石，留汁备用；扇贝、海参洗净，切条；芦笋、香菇、胡萝卜洗净，切条；紫菜清水浸泡，备用。将海浮石药汁同所有原料一起放入砂锅中（紫菜后放），按等比例加入鸡汤（清水鸡汤）和水以及葱、姜、盐、黄酒等调味品。用大火煮沸海鲜汤后，改小火慢煮至海参、胡萝卜等烂熟止。可加入少许食醋、胡椒粉、芫荽等提味调料食用。

功效：解毒化痰，利尿通淋。

适应证：适用于膀胱癌血尿，尿频尿急者。

4. 车前土茯苓乌龟汤

原料：新鲜车前草 90g，土茯苓 200g，乌龟 1 只。

制法：乌龟宰后去脏肠，连龟甲同用，斩碎。先将土茯苓、乌龟煎 3 小时以上，再放入车前草（用纱布包），武火煮沸 30 分钟，去车前草渣，和盐调味后，饮汤食龟肉。

功效：解毒利尿，滋阴补肾。

适应证：适用于膀胱癌等泌尿系统肿瘤尿血、膏淋及尿频、尿急、尿痛者。（来源：周岱翰、林丽珠主编《中医肿瘤食疗学》）。

5. 龙蛇猪骨饮

原料：龙葵 30g，蛇莓 60g，大枣 15g，猪脊骨（带肉）250g。

制法：龙葵洗净、切断，蛇莓洗净、纱布包扎，大枣去核，猪脊骨连骨带肉洗净、切块。将以上四物一起加水适量，熬 2 小时，去龙葵、蛇莓，和盐调味，饮汤或佐膳。

功效：清热解毒，祛瘀利尿。

适应证：适用于膀胱癌等泌尿系统肿瘤、下腹或下阴肿瘤尿频尿急者。（来源：周岱翰、林丽珠主编《中医肿瘤食疗学》）。

二、化学药物膀胱灌注治疗的药膳补充治疗

主要改善化学药物膀胱灌注治疗过程中引起的尿频、尿急、尿痛等膀胱刺激症状。

1. 莲藕旱莲汁

原料：鲜莲藕、鲜墨旱莲各 150g，蜜糖 15g。

制法：鲜莲藕洗净、切块，榨汁；墨旱莲用凉开水洗净，切细，捣烂，放纱布袋中榨汁。倒出药汁，加入鲜莲藕汁，搅拌均匀，入蜂蜜调味，直接饮用；也可小火加温，趁温热时喝。

功效：利水解毒，凉血止血。

适应证：适用于膀胱癌化学药物灌注治疗中尿痛、尿少或尿血

淋沥者。

2. 马鞭草苦瓜排骨汤

原料：鲜马鞭草 60g（干品），鲜苦瓜 500g，猪排骨 250g。

制法：马鞭草洗净，切成小段，用纱布包；苦瓜去瓤，切成方块；猪排骨斩细。将三物加水适量，煮至熟烂，去马鞭草渣，和盐调味，温热服食。

功效：清热解毒，活血散瘀。

适应证：适用于泌尿系统肿瘤尿痛频数者。注意：马鞭草孕妇忌服，脾胃虚弱者慎服。

3. 马齿苋煲猪小肚汤

原料：鲜马齿苋 120g，猪小肚 2~3 个。

制法：鲜马齿苋洗净、切碎，猪小肚洗净，然后一起加水煮至猪小肚熟烂，和盐调味，饮汤或佐膳。

功效：清热利水，固涩补肾。

适应证：适用于膀胱癌尿血、尿痛及腰腹疼痛者。

4. 赤小豆兔肉粥

原料：赤小豆 80g，兔肉 200g，粳米 80g。

制法：赤小豆洗净，兔肉洗净、切成块，粳米洗净，加水适量，炖至各物熟烂，和盐调味，温热服食。

功效：凉血解毒，利水排脓。

适应证：适用于膀胱癌尿血、尿痛、尿短肢肿者。（来源：周岱翰、林丽珠主编《中医肿瘤食疗学》）。

5. 甘蔗茅根鲫鱼汤

原料：甘蔗 250g，白茅根（鲜品）100g，白鲫鱼 1 条（约 200g），陈皮 6g，生姜 4 片。

制法：将甘蔗斩细块，白茅根切小段，陈皮洗净。鲫鱼去鳞，宰杀干净，放入镬内，用油、姜片稍煎至金黄色；然后加入甘蔗、白茅根、陈皮及适量清水，武火煮沸后，文火煲 2~3 小时。

功效：清热利水，凉血解毒。

适应证：适用于膀胱癌小便短赤，尿痛，血尿，尿色鲜红者。

三、单纯中医药治疗的药膳补充治疗

（一）湿热下注

证候特点：血尿，尿频、尿急尿痛，腰背酸痛，下肢浮肿，或纳呆食少，或心烦口渴，夜寐不安，舌质红，苔黄腻，脉滑数或弦数。

1. 车前草马齿苋兔肉汤

原料：车前草（鲜品）50g，马齿苋（鲜品）100g，兔肉 150g，陈皮 6g。

制法：将兔肉洗净、斩块，放入锅内用开水煮 5 分钟，然后再将车前草、马齿苋、陈皮洗净，放入锅内，加清水适量，武火煮沸后，文火煲 2 小时，调味供用。

功效：清热利水，凉血补虚。

适应证：适用于膀胱癌下焦湿热，瘀毒内结，血尿夹有瘀块，小便黄赤、小便频急或排尿困难，时有下腹胀痛者。

2. 白英猪瘦肉汤

原料：白英（鲜品）30g（干品 20g），猪苓 20g，赤小豆 50g，大枣 30g，猪瘦肉 150g。

制法：猪瘦肉去油脂，洗净，斩块；赤小豆用清水浸渍半天，至发胀为度，洗净备用；其他用料洗净。将全部用料放入锅内，加清水适量，文火煮 1.5~2 小时即成，调味供用。

功效：清利湿毒。

适应证：适用于膀胱癌属于湿热浊毒下注，血尿反复出现，色鲜红，小便短赤者。（河南中医药大学第三附属医院肿瘤科）

3. 膀胱癌血尿方

原料：白花蛇舌草（鲜品）30g，小蓟（鲜品）30g，薏苡仁 100g，兔肉 150g，蜜枣 5 枚。

制法：兔肉去油脂，斩块；薏苡仁用水浸软，其他用料洗净。将全部用料（小蓟除外）放入锅内，加清水适量，文火煮 1.5~2 小时，再放入小蓟，再煮30分钟，调味供用。

功效：清利热毒，凉血止血。

适应证：适用于膀胱癌热毒内侵，血尿反复发作，血色鲜红，伴小便短赤灼痛，尿频尿急，口苦口渴者。（河南中医药大学第三附属医院肿瘤科）

4. 龙蛇瘦肉汤

原料：龙葵、白英、蛇莓、土茯苓、白花蛇舌草各30g，海金沙、灯心草、威灵仙各9g，猪瘦肉100g。

制法：中药先水煎，去药渣，药水炖猪瘦肉，吃肉喝汤，每日1剂。

功效：清热解毒，利湿散癖。

适应证：主治湿热下注之膀胱癌。

（二）脾肾两虚

证候特点：间歇性、无痛性血尿，腰膝酸软，神疲乏力，或伴腹胀、纳呆、消瘦，舌淡红，苔薄白，脉沉细无力。

1. 牡蛎山药汤

原料：牡蛎肉250g，山药片250g。

制法：将牡蛎肉洗净、切片，与去皮洗净的山药片同入锅中，加水适量，先以武火煮沸，再改文火炖至牡蛎肉熟烂，加入猪油、精盐适量即成，佐餐食用，吃肉饮汤。

功效：益气摄血，补脾止血。

适应证：适用于膀胱癌属脾肾亏虚尿血。

2. 阿胶芪枣汤

原料：黄芪20g，大枣20g，阿胶10g。

制法：将黄芪、大枣洗净，一同入锅，加水适量，浸渍2小时，煎煮约1小时，去渣取汁，再加入阿胶，稍沸烊化即成，上下午分服。

功效：益气健脾，补气摄血。

适应证：适用于膀胱癌间歇性、无痛性血尿，腰膝酸软，神疲乏力者。

3. 人参桂圆糯米粥

原料：人参 5g，桂圆肉 10g，糯米 50g。

制法：人参炒成细末，备用。桂圆肉与淘净的糯米煮成稠粥，粥将成时兑入人参粉，再煮一二沸即可，每日 2 次。

功效：益气摄血，补脾养胃。

适应证：适用于膀胱癌尿血，疲倦乏力者。

4. 桑椹枸杞粥

原料：粳米 100g，枸杞 30g，桑椹 30g。

制法：粳米淘净，枸杞去浮灰。桑椹入锅内，加水适量，煮成药汁，去药渣，然后将粳米、枸杞倒入药汁锅内，加水烧沸，用文火煮成稀粥，早晚服用。

功效：补益肝肾，滋阴止血。

适应证：适用于膀胱癌无痛性血尿，腰膝酸软，舌红少苔，脉数或细弦等。

（三）瘀毒蕴结

证候特点：血尿，尿中有血块、腐肉，味恶臭，排尿困难或闭塞不通，少腹坠胀疼痛，舌质暗有瘀点，苔薄黄，脉涩或弦滑。

1. 莪术汤

原料：莪术 10g，三七 5g，当归 10g，大枣 10 枚，羊肉 150g。

制法：羊肉去油脂，洗净，斩块；三七切片；其他用料洗净。将全部用料放入锅内，加清水适量，文火煮 1.5~2 小时，调味供用。

功效：祛瘀止血，散结消癥。

适应证：膀胱癌属于血瘀内结者，症见血尿反复发作，血色紫暗，有血块，少腹刺痛者。

2. 鲜地黄莲藕猪小肚汤

原料：猪小肚 150g，鲜地黄 60g，莲藕 10g，陈皮 6g。

制法：猪小肚去净肥脂，切开，用盐、生粉（即豆粉或木薯粉）拌擦，用水冲洗干净，放入锅内用开水煮 15 分钟，取出在冷水中冲洗；鲜地黄、莲藕、陈皮洗净。将全部用料放入锅内，加清水适量，武火煮沸后,文火煲2小时,调味供用。

功效:清热利尿,凉血祛瘀。

适应证:膀胱癌瘀热移于下焦,小便出血,血色鲜红,淋漓不止,心烦口渴,面红口干者。

3. 复方乌梅汤

原料:半枝莲100g,乌梅汤50ml。

制法:将半枝莲加水1 500ml,煎成750ml,过滤去渣,再加乌梅汤50ml和匀,每日3次。

功效:清热解毒,化瘀抗癌。

适应证:适用于膀胱癌血尿反复发作,血色紫暗者。

(四) 阴虚火旺

证候特点:小便短赤或涩痛,腰膝酸痛,五心烦热,口干不欲饮,大便干结,疲乏消瘦,舌质红,苔少,脉细数。

1. 西洋参粥

原料:西洋参(研末)3g,麦冬10g,生地黄20g,阿胶6g,粳米50g。

制法:麦冬、生地黄先水煎约30分钟,然后去渣取汁,入粳米煮,临熟时加西洋参末再煮成粥,乘热加入阿胶烊化、和匀,分2次热服。

功效:养阴生津,滋阴润燥。

适应证:主治阴虚火旺之膀胱癌。[谭鹏飞.膀胱癌的药膳食疗[J].药膳食疗,2003(2):26-27.]

2. 参精甲鱼

原料:人参(研末)3g,黄精30g,大枣15枚,甲鱼1只,调料适量。

制法:甲鱼宰杀后去头、足、肠杂,与黄精(切片)、大枣同炖熟,入人参末再煮片刻即可,吃肉喝汤,药也可食。

功效:益气生津,软坚散结。

适应证:主治阴虚火旺之膀胱癌。[谭鹏飞.膀胱癌的药膳食

疗[J].药膳食疗,2003(2):26-27.]

3. 黄精炖肉

原料:黄精30g,炙黄芪30g,瘦猪肉500g,调料适量。

制法:共炖至肉熟,饮汤吃肉及黄精。

功效:补益肾阴。

适应证:主治阴虚火旺之膀胱癌。[谭鹏飞.膀胱癌的药膳食疗[J].药膳食疗,2003(2):26-27.]

4. 银枣海参汤

原料:海参1条,银耳、大枣各15g。

制法:将发好的银耳、海参加大枣同炖熟,喝汤吃食。

功效:补肾养阴。

适应证:主治阴虚火旺之膀胱癌。[谭鹏飞.膀胱癌的药膳食疗[J].药膳食疗,2003(2):26-27.]

(谢伶俐 龙顺钦 蔡姣芝)

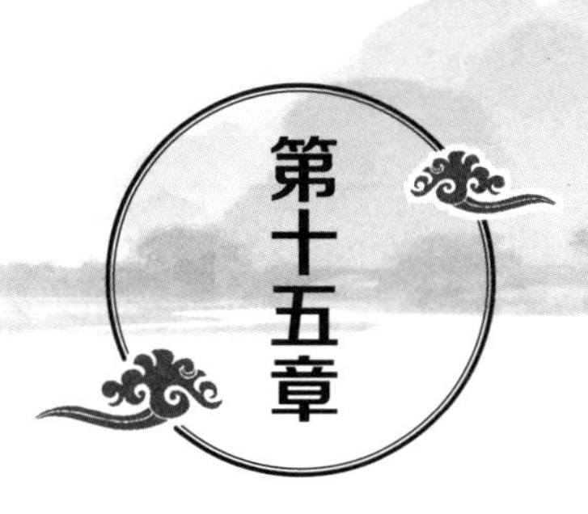

恶性淋巴瘤

恶性淋巴瘤也称淋巴瘤，是当今最常见的恶性肿瘤之一，现全世界有 450 万患者，也是我国最常见的十大肿瘤之一。

中医无恶性淋巴瘤病名，根据淋巴结肿大描述，常见病名有“失荣”“失营”“瘰疬”“石疽”“痰核”“恶核”等。西医认为，本病的发生可能与病毒、细菌感染、免疫抑制、环境污染、遗传等因素有关；中医认为，恶性淋巴瘤病因病机较复杂，包括外感六淫、情志不遂、素体不足等形成痰滞、气郁、血瘀、毒蓄等复杂病理过程。

按照世界卫生组织淋巴系统肿瘤病理分类标准，目前已知淋巴瘤有近 70 种病理类型，大体可分为霍奇金淋巴瘤和非霍奇金淋巴瘤两大类。霍奇金淋巴瘤占淋巴瘤的 10% 左右，是一组疗效相对较好的恶性肿瘤，可以选择化疗、放疗或联合治疗模式，10 年生存率达 80% 左右。在我国，非霍奇金淋巴瘤占全部淋巴瘤病例的 90% 左右，且发病率逐年升高。非霍奇金淋巴瘤分为 B 细胞型和 T/NK 细胞型两大类。B 细胞型淋巴瘤占 70% 左右，又进一步分为高度侵袭性、侵袭性和惰性淋巴瘤三大类；T/NK 细胞型淋巴瘤占 30% 左右，主要分为高度侵袭性和侵袭性两大类，少数病理类型属于低度恶性淋巴瘤。

弥漫大 B 细胞淋巴瘤是非霍奇金淋巴瘤中最常见的类型，约占 40%，是一组有治愈希望的淋巴瘤；治疗上可以选择利妥昔单抗注射液（美罗华）靶向治疗 +CHOP 等方案的化疗，同时配合放疗。外周 T/NK 细胞淋巴瘤是非霍奇金淋巴瘤中的另一大类，包括多种类型，在我国和其他亚洲国家更为常见，但遗憾的是，现有化疗方案对这类淋巴瘤的疗效都较差，且在放化疗基础上甚至要干细胞移植。尽管经历了强烈治疗，多数T/NK细胞淋巴瘤患者长期生存率仍然很低，5年生存率徘徊于30%左右，是淋巴瘤治疗中的“困难户”，也是全世界淋巴瘤专家关注的焦点。惰性淋巴瘤也是非霍奇金淋巴瘤的一大类型，包括多种B细胞和少数T细胞亚型；这组淋巴瘤进展缓慢，可以长期带病生存，甚至不影响患者生活质量，但是迁延不愈；强烈治疗无法根治这组淋巴瘤，但是小强度化疗可延长无病生存时间，让患者生活得更加乐观、更接近健康人的生活状态。因此，在没有比较严重的症状或不适、病情进展不快的情况下，可以推迟治疗时间。但是，部分惰性B细胞淋巴瘤患者，有可能会进展成侵袭性淋巴瘤类型，此时就需要积极治疗。

不同的淋巴瘤类型，治疗原则不同，治疗方案和疗程也不同；即便是同一种类型，针对不同的分期、发病部位和预后因素、不同的年龄，治疗也不完全相同。但幸运的是，淋巴瘤已经成为极少数可以治愈的恶性肿瘤之一，尤其自20世纪90年代起，淋巴瘤的基础研究、临床诊断和治疗成为恶性肿瘤中进展最快的领域之一。目前，通过化疗或联合放疗，大部分淋巴瘤类型有希望得到治愈或实现长期生存，甚至分期晚、症状很重的一些病例，正确治疗后，效果仍然比较满意。

淋巴瘤分类繁杂，治疗更加复杂；在治疗手段上，放疗、化疗、分子靶向治疗、干细胞移植、免疫治疗等多手段联合治疗方案，治疗反应较大；在治疗过程中，若能配合食疗指导，如药物治疗时多吃益气养血、补骨生髓之品（如苹果、大枣、牛奶、鸡蛋、山药、黑芝麻等），放疗时多吃清淡滋阴、甘寒生津食物（如荸荠、鸭梨、鲜藕、冬瓜、西瓜、绿豆、香菇、银耳等），能让患者明显提高生活质量，更好更顺利地完成治疗。

一、化学治疗的药膳补充治疗

恶性淋巴瘤的化疗强度大，容易导致骨髓抑制甚至骨髓衰竭，出现脱发、面色偏淡白、口干、恶心呕吐、腹部胀满、腹泻等，所以食疗药膳要注意补益气血，同时兼顾脾胃运化。

1. 猪肾慈菇汤

原料：慈菇30g，猪肾、睾丸各1个，盐、葱、姜各少许。

制法：先将慈菇浸泡2小时后，煎汤，滤过汤液，再将猪肾、睾丸洗净，去掉杂物，切成方块状，加入慈菇滤过后汤液，一同煮后加入盐、葱、姜，文火煮至熟即可。喝汤吃猪肾、睾丸，每日作副食食之，可常服。

功效：补肾填精。

适应证：适用于化疗后精血亏虚之耳鸣，脱发，腰膝酸软，神疲健忘，舌淡苔少，脉沉细。

2. 龙眼大枣粥

原料：桂圆肉15g，大枣5枚，粳米100g

制法：加适量的水煮粥，长时间食用。

功效：补气益血。

适应证：适用于化疗后血象降低或晚期贫血者。

3. 参芪地黄粥

原料：党参、黄芪各10g，熟地黄15g，糯米50g，大枣10枚。

制法：先将前3味入锅，加水400ml，浸透，文火煎至200ml，去渣取汁备用。糯米、大枣加水400ml，煮至米熟透后加入药汁，再煮5分钟即可。早晚空腹，温热服食。

功效：补气养血，扶正抗癌。

适应证：适用于气血双亏之面色苍白，唇色爪甲淡白无华，肢体麻木，眩晕耳鸣，两目干涩，失眠多梦，神志不安等。

4. 十全大补汤

原料：党参、黄芪、白术、茯苓、熟地黄、当归、白芍各10g，甘草、肉桂各3g，川芎、生姜各6g，猪肉500g，调料适量。

制法：先将中药装入纱布袋中，水煮30分钟后取出药袋，再将猪肉切小块放入汤中，加生姜、盐等调料，文火煮至熟烂即可。食肉饮汤。

功效：补气养血。

适应证：适用于气血双亏之面色苍白，畏寒，头晕目眩，肢体麻木，腹胀便溏等。

5. 人参桑椹粥

原料：人参 10g，桑椹 20g，粳米 50g。

制法：人参水煮 30 分钟后去渣。将粳米放入人参汤内，煮至半熟，加入桑椹，至米熟成粥，即可食用。

功效：补气养血。

适应证：适用于气血双亏之面色淡白，头晕目眩等。

6. 冬虫夏草金龟汤

原料：冬虫夏草 15g，金钱龟 1 只(200~300g)。

制法：煲汤，饮汤，不食龟肉。

功效：保肺益肾，增强免疫力。

适应证：适用于肺肾亏虚之短气息促，动则为甚，咳痰质黏，腰酸腿软，心慌，不耐劳累，面色苍白，舌苔淡白、质胖，脉沉细。

二、分子靶向治疗的药膳补充治疗

分子靶向治疗(利妥昔单抗注射液)治疗期间，容易出现热入营血、阴虚火旺的症状，如发热、皮疹、疲劳、疼痛、瘙痒、腹胀、腹泻、厌食、关节痛、眩晕、躁动、失眠、盗汗、血尿等，因此饮食方面要注意清热滋阴。

1. 海带紫草牡蛎汤

原料：海带 50g，紫草 10g，牡蛎 250g。

制法：将海带用水发涨、洗净、切细丝，放水中煮至熟软后，再放入紫草、牡蛎同煮，放食盐、油适量调味，即可食用。吃菜喝汤。

功效：清热化痰，滋阴补虚。

适应证：适用于热痰内蕴阴虚型，身重疲乏，胸脘痞满，胃纳不香，口干，舌红，苔黄厚干。

2. 山药杞子炖牡蛎

原料：山药 30g，枸杞 20g，牡蛎 100g。

制法：将山药洗净、切片，枸杞洗净、拣去杂质，牡蛎洗干净，一起放入锅内，加水适量，放入姜丝、油、食盐适量，煮沸后转文火炖 30 分钟，即可食用。随意服食。

功效：滋阴补虚。

适应证：适用于乏力、口干、腹胀等脾阴亏虚之症。

3. 海带猴头菇汤

原料：干猴头菇 30g，海带 50g。

制法：海带用清水浸泡，洗去咸味，切成条状；猴头菇洗净，温水泡开，切成块。上料一起放入砂锅中，加水适量煮汤，沸后加入油、上等鱼露、蒜、葱少量，再煮片刻，即可服用。佐餐食用。

功效：清热散结。

适应证：适用于口干、口腔溃疡、口臭等胃火上攻之症。

4. 芦笋汤

原料：鲜芦笋 60g。

制法：加水煮浓汤 300ml 饮用，每次约 150ml，早晨、晚上各 1 次。

功效：清热抗癌。

适应证：适用于痰多咳嗽、目赤、尿急、尿热感等痰热之症。

5. 豆芽凉面

原料：绿豆芽 150g，细面条 300g，瘦肉丝 75g，鸡蛋 1 个，黄瓜 1 条，蒜末少许，酱油、麻油各 4~6ml，盐、葱花、芝麻酱、色拉油、冰开水、冷水适量。

制法：面条煮熟，用冰开水淋滤 2 次，加麻油拌匀放入碗中，存于冰箱中备用。芝麻酱同醋、食盐调匀，加入蒜末；瘦肉丝用色拉油、葱花炒香，加酱油和冷水，熬成肉汁。鸡蛋摊成薄皮、切丝，黄瓜擦丝，绿豆芽去尾、用开水略烫。将上述调料和菜放入面条中，拌匀后即可食用。喜食醋者，可加少许米醋。

功效：清热解毒，通利三焦。

适应证：适用于目赤、口干口臭、腹胀、小便急热感等三焦火盛之症。

6. 生地芪柏粥

原料：生地黄 50g，黄芪 50g，当归 10g，黄柏 15g，糯米 200g，白糖适量。

制法：上药共煮水，去渣，用药水煮糯米成粥，加白糖调味，每日 2 次。

功效：养血润燥，滋阴清热解毒。

适应证：适用于口干、口腔溃疡、五心烦热等血燥风热之症。

7. 茅藕防风饮

原料：鲜藕 120g，鲜茅根 120g，防风 30g。

制法：用水煮汁，代茶饮，不拘时，频频饮之。

功效：凉血散风。

适应证：适用于口干、大便干结、小便不利、皮肤出现瘀斑等血燥风热之症。

8. 地黄粥

原料：鲜地黄 30g，粳米 50g。

制法：鲜地黄切片，水煎 20 分钟，去渣取汁，用汁煮米做粥，作早餐食用。

功效：凉血润燥。

适应证：适用于口干、口腔溃疡、大便干结等阴虚火热之症。

三、放射治疗的药膳补充治疗

淋巴瘤放射治疗一般照射剂量不高，但照射范围较大，特别是化疗后累及野照射或晚期姑息治疗，都容易导致骨髓抑制，出现面色苍白、易疲倦劳累、腰膝酸软、活动后气促、形体消瘦、潮热盗汗、五心烦热等气血亏虚、精血亏虚、阴虚等表现。肝肾同源，因此给予食疗药膳以补益肝肾是必不可少的。

1. 枸杞松子肉糜

原料：肉糜100~150g，枸杞、松子各100g。

制法：将肉糜加入黄酒、盐、调料，在锅中炒至半熟时，加入枸杞、松子，再同炒即可。每日1次，作副食服之。

功效：滋阴清虚热。

适应证：适用于易疲倦劳累、盗汗、五心烦热等阴虚内热之症。

2. 羊骨粥

原料：羊骨1 000g，粳米100g，细盐少许，葱白2根，生姜3片。

制法：将鲜羊骨洗净敲碎，加水煎汤，取汤代水，同粳米煮粥，待粥将成时，加入细盐、生姜、葱白调料，稍煮二三沸即可。每日1~2次食用。

功效：滋补肝肾。

适应证：适用于面色苍白、易疲倦劳累、腹胀、腰膝酸软、口干、大便干结等肝肾阴虚之症。

3. 蜗牛炖猪瘦肉

原料：蜗牛100g（干品50g），猪瘦肉150g，葱段、姜丝、黄酒、精盐各适量。

制法：先将蜗牛洗净，用沸水烫，挑出蜗牛肉洗净（如干品，则用温水泡发洗净），再将猪瘦肉切成2cm长、1cm宽的肉块，然后与蜗牛肉同放入砂锅内，加清水适量及葱、姜、黄酒，烧沸，文火炖至猪肉熟烂，调味即可，随意服。

功效：滋补肝肾，养阴清热。

适应证：适用于易疲倦劳累、腰膝酸软、潮热盗汗等肝肾阴虚之症。

4. 水煮牡蛎面

原料：鲜牡蛎肉50g，鲜大蒜15g，面条适量。

制法：取适量面条，加水煮至半熟后，再加入牡蛎肉及切碎的大蒜，再煮几分钟，食盐调味，作早点。

功效：健脾补肾。

适应证：适用于面色苍白、腹胀等脾肾亏虚阴虚之症。

5. 杞子黄芪乌鸡汤

原料：枸杞子30g，黄芪20g，乌鸡肉300g，调料适量。

制法：乌鸡肉洗净、切成块，枸杞、黄芪洗净，一起放入锅中加水，开火煮沸，后改文火炖烂，食肉喝汤，每日1次。

功效：滋补肝肾，清虚热。

适应证：适用于活动后气促、潮热盗汗、五心烦热等肝肾阴虚之症。

6. 牛髓膏

原料：牛骨油60g，黄精150g，熟地黄100g，蜂蜜适量。

制法：将黄精切片，水煎去渣，加蜂蜜，成黄精膏；再将熟地黄切片，水煎去渣，加蜂蜜，成地黄膏。将黄精膏、地黄膏加牛骨油搅拌，调匀，加热至沸，晾冷成膏，早晚空腹服3~5g，或放粥内服用。

功效：滋补肝肾。

适应证：适用于易疲倦劳累、腰膝酸软、形体消瘦、潮热盗汗等肝肾阴虚之症。

7. 桑椹膏

原料：鲜桑椹1 000g，糯米500g，酒曲适量。

制法：将鲜桑椹洗净捣汁，用药汁与糯米共同烧煮，做成糯米干饭，待冷，将酒曲放入饭内拌匀，装入瓷盆盖好，放置发酵数日即成酒酿，煮水服。

功效：滋补肝肾。

适应证：适用于腰膝酸软、潮热盗汗等肝肾阴虚之症。

8. 贞杞猪肝

原料：女贞子50g，枸杞100g，猪肝200g。

制法：女贞子、枸杞水煎30分钟后，加入用竹签刺过的猪肝，加入调料，再用文火煮30分钟，即可切片食用。

功效：滋补肝肾，兼清虚热。

适应证：适用于腰膝酸软、形体消瘦、潮热盗汗、五心烦热等肝肾阴虚火旺之症。

四、单纯中医药治疗的药膳补充治疗

（一）寒痰凝滞

证候特点：颈项耳下肿核，或腋下硬结，不痛不痒，皮色无变，坚硬如石，推之可动，不伴发热，或形寒肢冷，神疲乏力，面色少华，小便清冷，舌淡苔白，脉沉细。

1. 白芥牛肉

原料：牛肉200g，白芥子10g，炮姜10g，肉桂3g，盐、料酒适量。

制法：牛肉洗净、切小块，加白芥子、炮姜、肉桂、盐、料酒、水等，文火炖至肉烂汤收尽，吃肉去渣。

功效：补益气血，温阳散寒。

适应证：适用于淋巴瘤出现面色苍白、畏寒、腹胀、纳差、舌暗、苔薄白等阳虚之症。

2. 半夏贝母粥

原料：象贝50g，法半夏30g，生姜20g，糯米200g。

制法：上药共煮汤，以此汤代水煮粥。每日3次服。

功效：温化寒痰，降逆止呕。

适应证：适用于淋巴瘤出现寒痰凝滞之痰多等。

（二）痰热互结

证候特点：时有发热，颈部可触及肿结、无红痛、质硬，大便干，小便黄，舌红苔黄，脉滑而数。

芥子猫爪汤

原料：白芥子20g，鱼腥草20g，猫爪草20g，猪排骨200g。

制法：白芥子、鱼腥草及猫爪草等中药均用布袋扎口后，与猪排骨放在一起，加4大碗清水。先大火后小火，炖煮2~3小时，放入盐、胡椒粉调味即可。可煎煮出3小碗。每次1小碗，吃肉喝汤。每1~2天吃1次。

功效：清热化痰，软坚散结。

适应证：适用于咳嗽、咳黄痰、口干的患者，同时适合放疗期间的患者。

（三）气滞血瘀

证候特点：心烦口渴，颈、腋及腹股沟等处成核累累，皮下硬结，腹部积块形成，局部固定性疼痛，或肝脾肿大，舌质紫、边有瘀点，苔薄黄，脉弦而略数。

1. 山药枸杞三七汤

原料：三七 10g，怀山药 300g，枸杞 25g，桂圆肉 25g，猪排骨 300g，食盐、胡椒粉适量。

制法：三七、山药等中药均用布袋扎口后，与猪排骨放在一起，加 4 大碗清水。先大火后小火，炖煮 2~3 小时，放入盐、胡椒粉调味即可。可煎煮出 3 小碗。每次 1 小碗，吃肉喝汤。每 1~2 天吃 1 次。

功效：活血补血，开胃健脾。

适应证：适用于气血亏虚合血瘀，肿块增大迅速而舌有暗紫斑。

2. 糖醋海带丝

原料：水发海带 300g，糖、醋、黄酒、葱丝、姜丝、酱油、精盐各适量。

制法：海带水发 1 天以上，反复漂洗干净，切成丝。植物油烧热后，放入葱、姜丝，爆香后倒入海带丝，加入黄酒、酱油、糖、盐等，并加适量水，文火炖 15 分钟，浇上醋，可单食或佐餐。

功效：疏肝理气，软坚散结。

适应证：适用于淋巴瘤出现胸闷叹气、两胁胀痛等气郁痰结之症。

3. 橘皮粥

原料：陈广橘皮 15g（研末），或蜜饯橘饼 1 个，粳米 50g。

制法：先煮米做粥，半熟时放入橘皮末或将橘饼切碎放入同煮至熟。

功效：理气健脾。

适应证：适用于淋巴瘤出现食欲差、腹胀、便溏等脾胃不调之症。

4. 橘皮饮

原料：陈广橘皮100g，冰糖少许。

制法：橘皮加水500ml，文火煎至200ml去渣，加入冰糖，频饮。

功效：疏肝解郁，散积化滞。

适应证：适用于淋巴瘤出现叹气多、胁肋胀闷感等肝气郁结之症。

（四）肝肾两虚

证候特点：潮热盗汗，腰酸胁痛，多处淋巴结肿大，质地坚硬，舌红苔薄黄，脉弦细或细数。

枸杞生地汤

原料：枸杞30g，生地黄30g，猪排骨300g，食盐、胡椒粉适量。

制法：枸杞、生地黄等中药均用布袋扎口后，与猪排骨放在一起，加4大碗清水。先大火后小火，炖煮2~3小时，放入盐调味即可。可煎煮出3小碗。每次1小碗，吃肉喝汤。每1~2天吃1次。

功效：补益肝肾。

适应证：适用于腰膝酸软、潮热盗汗的淋巴瘤患者。

（五）气血两虚

证候特点：面色少华，心悸气短，神疲乏力，消瘦，多处淋巴结肿大，坚硬如石，舌淡苔薄白，脉沉细无力。具体根据临床表现，行中医辨证论治，作为药物治疗的一种有益辅助。

当归北芪汤

原料：当归20g，北芪30g，猪肉200g，葱适量。

制法：当归、北芪水煮20分钟后，去渣；猪肉洗净，切成小块。生姜洗净、切1cm厚片，与猪肉一起放入当归、北芪药液中，加葱少许，文火炖至肉烂，加盐调味，食肉喝汤。

功效：益气补血。

适应证：适用于淋巴瘤出现明显面色少华、心悸气短、神疲乏力等气血亏虚之象。

（方　芳　龙顺钦　蔡姣芝）

药膳索引

B

C

D

E

F

G

H

J

K

L

M

N

P

Q

R

S

T

W

X

Y

Z

82杉